후회 없는 수술

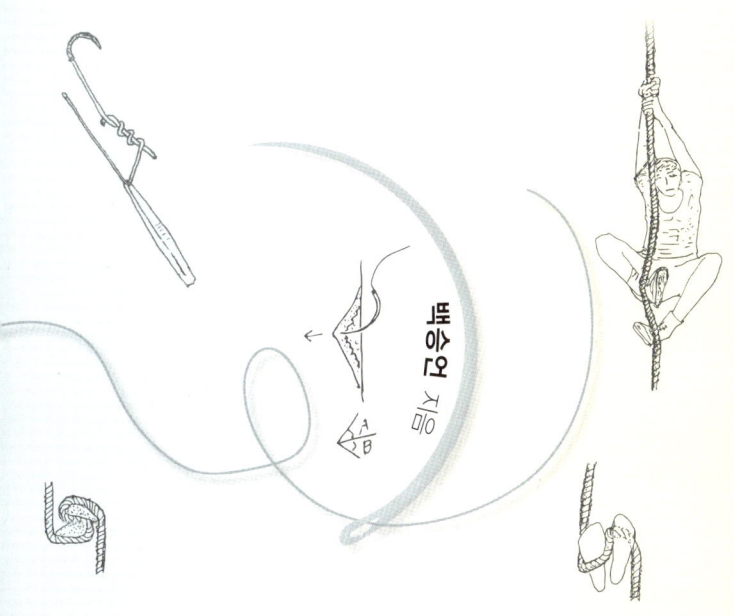

박승언 지음

도서출판 대한의학

추천의 글

백승언 교수님은 1990년부터 고신대학교 복음병원 외과에서 교직에 몸담아 30여 년간 한결같이 환자진료와 의과대학 학생교육과 전공의 교육에 헌신하면서 외과 발전에 이바지한 분입니다. 나는 그의 의과대학 선배요, 그의 외과전문의 교육을 담당하였던 교수의 한 사람으로서 그와 인연이 맺어져 같은 기관에서 15년 가까이 일하면서 그를 아꼈고 귀하게 생각한 인물이었습니다. 매사에 철저하고 자기가 한 일에는 늘 자신이 있었고 나름대로의 인생철학과 소신이 뚜렷한 인품의 소유자인데 이번에 양은 적지만 대단히 유익하고 의미 있는 책자를 발간하게 되었는데 외과를 전공하려는 사람들에게는 꼭 알아야 할 기본적인 술기들과 외과수술과정에 도움이 되는 경험적인 지식 몇 가지를 꼼꼼하게 잘 정리하여 책자로 발간하게 되어 기쁘게 생각하고 또 축하하며 외과를 전공하려는 후학들은 꼭 한번 읽어 볼 만한 책이므로 일독을 권합니다 일반술기교본에는 귀찮아서 잘 써 놓지 않는 내용까지 잘 살펴서 친절하게 써 놓고 그림도 있고 양도 그리 많지 않으니 반드시 한번 읽어 보기 바랍니다. 후반부의 환자를 위한 조언도 환자를 생각하는 그의 마음이 잘 나타나 있고 수술을 앞둔 사람이나 가족들에게 실제적인 도움이 될 것으로 생각하고 추천합니다.

세계로 병원 (이사장)
외과 이승도

프롤로그

후회 없는 수술

플라타너스 나는 너와 함께 신이 아니다. - 김현승 시인의 "플라타너스"에서

우리는 삶에서 마주하는 일들에 대해 어떤 결정을 내리든지 후회를 경험하게 됩니다. 특히 자신의 생명이 걸린 수술 같은 중대한 결정이 필요할 때는 맑은 정신으로 판단하기 어렵습니다. 불안과 초조, 지난 삶의 회오, 다가올 미래가 겹쳐지면서 만감이 교차하게 되어 본인의 판단을 냉철하게 하지 못하고 주변의 말에 휘둘리게 됩니다. 자신의 상태와 수술의 효과나 위험성에 대해서는 의사만큼 알지 못하기에 그저 좋은 의사에게 수술받고 최선의 결과를 기대할 수 밖에 없습니다. 결과가 여의치 못하면 후회막심이지만 돌이킬 수는 없습니다. 수술에서 가장 중요한 것이 의사를 선택하는 것이지만 의학지식이 부족하고 의사의 사고방식이나 수준도 짐작하지 못하고 목숨을 건 결정을 장님이 코끼리 만지듯 선택하는 것이 현실입니다.

수술을 해야 하는 외과의사의 입장도 매한가지입니다. 특히 진퇴양난에 처한 환자들이 오면 마음 한구석에서는 "이 잔을 받지 않았으면" 하지만 피할 곳은 없습니다. 저자가 최근 경험한 예를 한 가지 들어보겠습니다. 3주 전에 심장병으로 스텐트를 거치하고 항응고제를 복용중인 환자가 대장암 폐쇄로 인한 패혈성 쇼크에 빠진 상태로 병원에

왔습니다. 보통의 경우라면 수술을 시도하기 어려운 상황이었지요. 지금 당장 응급수술을 들어간다면 출혈위험성이 높아지는 가운데 심장에 문제가 생겨 사망할 수 있었고, 수술을 하지 않으면 패혈증으로 사망 가능성이 50%로 추정되며 2-3일을 넘기면 높은 확률로 사망에 이르는 상황이었습니다. 요컨대 수술을 하든 하지 않든 문제가 생길 가능성이 높았고 결국 문제가 생기면 자책과 후회가 따를 것이 분명했습니다. 그런데 외과의사에게는 이런 결정을 해야 할 일이 자주 있습니다.

저자는 이 책에 환자들과 외과의사들이 겪게 마련인 그러한 불가피한 후회를 최대한 줄이기 위해서 평생을 노력해온 외과의사로서의 조언을 담았습니다.

1부는 젊은 외과의사들을 위한 조언입니다. 경시하기 쉬운 기본기술이 완벽한 수술의 기본이 된다는 것을 설명하고 수술합병증을 줄이기 위한 대책들을 다루었습니다.

2부는 귀한 만남이라는 제목으로 1장은 환자들이 후회 없는 수술을 받는 방법에 관한 조언입니다. 수술 전에 자신의 상태를 정확히 파악해야 하고 수술의 필연성이나 손익을 충분히 알아야 합니다. 그리고 수술 전 3인의 외과의사를 만나 더 이상 물어볼 것이 없을 만큼 물어보고, 그 후 집도의를 결정하시기 바랍니다. 2장은 외과의사의 삶을, 외과를 지망하는 청년이나 일반인에게 보여주는 글들입니다. 3장은 교감의 순간들을 모았습니다.

이 책이 작은 창문이 되어 환자와 의사들이 서로의 생각이나 어려움을 좀 더 잘 이해하게 되고 교감하는 부분이 생기면 더 좋은 환자·의사 관계가 될 것으로 기대합니다.

흔히 새 집을 짓고 나면 가장 많이 문제가 되는 것이 미세한 결로 현상입니다. 작은 디테일의 실수가 괴로운 문제로 발전하고 분쟁이 생기면 원수가 되기도 합니다. 수술도 비슷합니다. 미세한 기술의 오류나 판단의 차이가 생사를 가름하는 문제가 생길 수 있고 신뢰를 깨뜨리고 더 큰 문제로 진행됩니다.

외과의사에게는 기본적으로 인성이 바탕이 되어야 하고 추가적으로 두 가지 능력이 필요합니다. 첫째는 전체를 보는 안목으로 형세를 판단하는 능력과 둘째는 세세한 기술까지 완벽하게 할 수 있는 손기술입니다. 따뜻한 인성으로 환자와 충분히 소통함으로써 수술의 필연성을 교감하고 신뢰를 쌓고 수술을 하면 후회를 줄일 뿐만 아니라 외과의사 되기를 잘 했다고 느낄 것입니다. 그런 의사가 되기를 기원하면서.

2022년 8월
행복한 외과의사
백승언

목차

PART 1 전공의를 위한 발상의 전환

후회 없는 수술을 하고 싶은 전공들에게 바칩니다   2

1장 완벽한 한 바늘을 위하여   6

1절 사소한 행동에서도 핵심원리와 최선의 방법을 찾아내는 일   6
2절 결찰술   10
3절 봉합술   20
4절 왜 기본기술과 근본 원리를 배워야 하는가?   31

2장 수술 합병증 줄이기   39

1절 출혈   41
2절 누출   47
3절 장 폐쇄   54
4절 기타 합병증을 예방하기 위한 발상의 전환들   56

3장 대장암 수술 생각해보기   61

4장 좋은 외과의사의 조건   66

1부 맺음말   68

PART 2 귀한 만남

1장 후회 없는 수술을 받으려면 — 70

- 암을 인정합시다 — 71
- 수술 전에 최소한 3명의 외과의사와 상담하시기 바랍니다 — 73
- 환자가 짐작도 못 하는 외과의사의 유형 — 76
- 어떻게 의사를 선택해야 하는 가? — 78
- 외과의사의 평가가 어려운 이유 — 83
- 암치료에서 외과의사의 역할과 갈등 — 85
- 서울 유감 — 87
- 고가 약품에 대한 견해 — 93
- 암수술 후의 대체요법 또는 보완치료에 대한 조언 — 95
- 5년 생존율의 허실 — 98
- 암 이외 수술 몇 가지 — 100
- 치질 유감 — 106

2장 외과의사로 살아가기 — 108

- 세 번의 갈림길 — 108
- 이 땅에서 외과의사로 살아가기 — 112
- 어떤 사람이 의사가 되고 외과를 하는가? — 114
- 수술실에 드는 마음가짐 — 116
- 처음 하는 수술의 떨림 — 120
- 환자-의사 관계를 위한 조언 — 122
- 수술 합병증을 줄이기 위한 비결? — 127
- 불확실한 정보 제공과 의사의 주의 의무 — 133
- 외과 전공의 미달사태는 누구의 책임일까요? — 137
- 이 땅에서 의사가 된 것이 후회스러울 때 — 140
- 장기 매매에 관한 생각들 — 143

연명치료 중단에 관한 사건들	146
신앙과 의학 1	150
신앙과 의학 2	152
죽어도 좋으니 수술이라도 받게 해 달라는 부모님에게	154

3장 교감의 순간들   157

아름다운 편지	157
시조 시인의 투병기 중에서	159
외래 진료 중 같이 울다	160
무슨 인연이 이래	162
30년 전으로 순간이동	164
Kyle 선생님과 아름다운 기억들	166
친구가 된 환자들, 시간의 힘	168
어린 시절 두 남자의 기억	170
우리는 행복한가?	173
호텔에서 만난 musician을 그리워하며	176
거리의 악사를 대할 때	178
돈과 시간이 없다구요?	180
북해도 소감	182
아들 군대 보내기, 남과 여	184
의사가 눈물을 참을 수 없을 때	186
공짜로 예쁜 여성이 되는 방법	189
눈 맞춤이 무서운 세상	193
윈드서핑 중에	195
괴로운 밀어내기 한 판	196

2부 맺음말   199

1부

전공의를 위한
발상의 전환

Brainstorming for a young surgeon

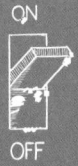

후회 없는 수술을 하고 싶은 전공의들에게 바칩니다

    1990년 전임강사로 교수직을 시작하였습니다. 당시 고신의대 외과는 세부전문분과가 생기기 전이라 담당 교수님들이 외래에서 면담하고 입원시킨 환자를 질병과 관계없이 책임지고 수술하는 체제였습니다. 필자도 2년간 다양한 수술을 경험하였으나 대학병원으로 세부전문화가 필연적일 것으로 예상하여, 당시 가장 흔하고 잘하는 위암 분야를 과감히 포기하고 수술 합병증이 가장 무서운 대장항문과를 선택하여 개설하였습니다. 이후 스승님들의 애정 어린 가르침과 지원으로 단시간 내에 독립성을 확보할 수 있었습니다.

    1996년 미국 미네소타 의대 대장항문 연수는 상이한 체제와 질병분포로 많은 것을 보고 생각하는 계기가 되었습니다. 교육, 연구, 보험체제가 다르고, 대장암과 염증성 장질환의 발생률이 높았습니다. 복강경 수술도 지금처럼 일반화되지 않은 상태로서 전공의 연수교육에 참여하여 복강경 수술까지 해 본 것은 귀한 경험이었습니다. 수술과 토론에 참여하면서 배운 것도 많았고 나의 수술 비디오를 공유하는 과정에서는 나 자신의 술기에 대한 자신감도 가지게 되었습니다.

어느 날 회의에서 외과의 치명적인 합병증인 장관누출을 예방하는 데 가장 중요한 인자가 무엇인가를 두고 토론이 벌어졌습니다. 수술 방식, 기술, 재료 등에 대한 갑론을박이 벌어졌는데, 닥터 매도프가 "누가 수술하였는지가 가장 중요하다."는 의견을 내었고, 나도 전적으로 동의하였기에 아직도 그의 웃음 띤 말투까지 생생히 기억납니다. 환자에 대한 애정에서 출발한 외과의사의 노력은 완벽한 수술기술로 이어질 때 최상의 결과를 이끌어냅니다. 이는 질병과 환경, 수술 방법이 달라지더라도 변하지 않는 원칙이기에 외과의사들은 동질감을 가지고, 토론하며 서로 배워 나갑니다.

2018년 아프리카 의사들에게 외과의사로서 30여 년의 삶과 합병증을 줄이기 위한 기술을 두 시간 정도 강의할 기회가 있었습니다. 환자에게 최선의 수술을 해 주고 싶은 열정은 국경을 초월하여서도 다르지 않은 것이기에 활발히 토론하고 경험을 나누었습니다. 미국이든 아프리카든 한국이든 외과의사의 삶은 크게 다르지 않습니다.

그러나 변하지 않는 것은 없습니다. 내 삶의 뿌리였던, 완벽한 수술을 추구하는 열정마저 시류의 변화에 따라 희미해지는 것이 아프게 느껴집니다. 요즘의 세태는 사람의 기술보다 기계를 신뢰하고, 나는 차츰 사라져 가는 서커스의 광대로 여겨집니다. 2019년 3월 부산에서 개최된 외과술기연구회 모임이 떠오릅니다. 그 자리에서는 정작 수술 기술이 논제가 아니었고 회사별 자동봉합기의 판촉과 우열만 논했습니다. 한참 토론을 듣던 중 자동봉합기 문합이 안 될 경우에는 어떤 대응을 할 수 있는지 질문하였습니다. 연자는 이제 10여 년 된 모 대학 대장항문과 교수였는데 자신은 한 번도 손으로 직장봉합술을 해본 적이 없고 그런 기술이 왜 필요한지 모르겠다면서 비웃음의 뉘앙스마저 풍겼습니다. 이쯤에서 조금 거칠게 말하자면, 솔직한 심정으로는 어이가 없었습니다. 자동봉합기는 한 번 찍을 때 50회에서 100회의 바늘 땀을 대신할 수 있어서 편리할 뿐만 아니라 시간을 효율적으로 단축하는 훌륭한 도구가 맞습니다. 하지만 전반적으로 문제가 없는 평균적인 사람의 신체에 맞게 설계된 것으로 몇 %의 누출은 있습니다. 사람마다 장관이나 장간막의 두께가 다르고 혈관 분포가 다르고 어떤 질병을 앓고 있느냐에 따라서도 다릅니다. 예를 들어 간경화나 염증성 장질환의 경우 조직이 두껍고 뻣뻣해서 지혈이나 장관의 연결이 봉합기로 안 될 수 있는데, 이를 억지로 밀어붙이듯 진행하면 누출의 위험성이 크게 증가합니다. 그런 위험성조차 알지 못하고 대가연하는 강연자와는 제대로 된 토론을 진행하기란 어려울 것입니다. 봉합기를 쓰면 평균은 되니까 수술에 실패하더라도 자책감 없이 평균을 벗어난 환자나 봉합기의 기술적 한계 탓을 하겠지요. 후문에는 지금 대포 쏘는데 화살 이야기 하나, 다음에는 손 기술은 빼버리자고 했다는데, 그 이야기를 듣고는 일순간 할 말을 잃었습니다. 한 사람을 위해서, 평균 5%의 누출률을 1% 미만으로 줄이기 위해서 30분의 정성을 더 들여서 한 땀 한 땀 50번의 바늘 봉합을 하는 것이 비웃음의 대상이 될 만큼 어리석은 일일까요. 그때 어렴풋이 이 책을 써야겠다고 마음먹었습니다.

이제 뒤꿈치가 구멍 난 양말에 전구를 넣어서 입체적으로 깁던 시절은 가고 없습니다. 그런데 평균에서 벗어난 환자도 그렇게 버려져야 하는 것일까요. 안경이 귀찮아서 아직도 쓸 만한 자신의 수정체를 제거하고 인공 다초점수정체를 넣는 "노안 수술"도 돈이 되는 세상입니다. 어린 시절 양복점 거리에서 많이 보이던 "금메달의 집"들 또한 이제 없고 대체로 기성복을 사 입지요. 어머니가 이스트 넣고 구워 주던 술빵도 김장김치도 이제는 보통 중국산 포장김치를 사서 먹습니다. 돈 주고 사 올 뿐인 물건에 애정이 깃들기는 어렵겠지요. 처마 끝에 모여 앉아 봉숭아 물들이던 아이들은 이제 문방구에서 화장품을 사고 과외 하느라 바쁩니다. 소꿉친구도 살뜰한 누이도 여기 이곳에서는 찾아보기 어렵습니다. 물질적 변화는 그렇다고 쳐도 사람에 대한 애정과 정성도 희미해져 무시할 뿐이라면 나는 우리가 왜 살아가야 하는지 고민스러워집니다. 사람과 사랑보다 돈과 도구가 우선이 되는 이 세상을 말이지요.

1장

완벽한 한 바늘을 위하여

1절 사소한 행동에서도 핵심원리와 최선의 방법을 찾아내는 일

- 아버지에게서 배운 것

아버지는 요즘 말로 "금손"이었습니다. 라디오를 수리하거나 찌그러진 깡통 저금통을 새것처럼 복원하였을 때는 마술사처럼 보이기도 했지요. 초등학교 시절 『학생과학』이라는 월간 잡지를 즐겨 읽었는데 과학원리 교육과 오락을 목표로 발간된 책이었습니다. 아직도 라디오 회로도와 조립, 항공기 설명과 모형의 도면, 공상 과학 소설들이 기억에 남아 있는데 그 중 F86-D 세이버, 무스탕, Bf109, 스핏 파이어는 나무 소재로 직접 만들어 보았기에 아직도 생생히 기억납니다. 일단 머릿속으로 구상을 하고 실제로 만들어가는 과정에서 생기는 시행착오를 겪다 보면 아버지는 한마디씩 조언을 던져주곤 하셨는데, 언제나 핵심과 원리를 관통하는 설명이었습니다. 그런 아버지로부터는 새끼줄을 꼬는데도 회전력(rotation)을 사용해야 풀어지지 않는다는 것부터 톱, 자귀, 끌, 대패, 전기 테스터 등 각종 도구들의 사용법, 그리고 꽃과 나무, 분재, 도자기, 그림, 바둑 등의 지식과 원리를 배울 수 있었습니다. 경제나 법은 좀 아니었지만.

중학교 때에는 동호회의 잡지(100여 쪽)를 주도해서 만들었습니다. 복사비가 비싸서 학교 시험문제지도 등사를 이용하던 시절이었지요. 끌판에 초종이를 놓고 철필로 꼭꼭 눌러서 글을 쓰고(필경) 그 용지를 등사판에 깔고 그 위에 등사잉크를 발라서 로울러로 밀어서 아래의 종이에 잉크가 등사되면 그것을 다시 말려서 페이지 순으로 엮은 뒤 재단기로 잘라 제본하는 과정이었습니다. 힘든 과정을 지나 만든 책을 보고 아버지는 흐뭇해하셨습니다. "이거 우리 아들이 아니면 못 만들었을 거야"라고. 훗날 복사기나 프린터를 통해 그런 작업이 저비용으로도 가능하게 되면서 이제는 모두 추억이 되었습니다. 당시 제본 과정에서 배웠던 것을 사소하고 귀찮은 작업을 하는 의국 사무원 미스 "허"에게 언젠가 가르쳐 주었는데, 그녀 역시 누군가에게 가르칠 날이 온다면 좋겠습니다.

시간이 흘러 군의관이 되어서는 모두 7번의 이사를 다녔습니다. 그러는 동안 주로 책으로 가득 찬 수십 개의 이삿짐 박스를 매번 노끈으로 단단히 묶어서 들기 편하게 만드는 일이 참 큰일이었지요. 조금이라도 느슨해지면 노끈은 쉽게 빠져버리곤 했습니다. 그러던 어느 날, 한 번은 이사를 도와주러 오신 아버지가 노끈을 묶는 것을 보았는데 단단하게 묶은 첫 매듭이 풀어지지 않게 하고서는 자유로운 두 손으로 두 번째 매듭을 짓는 것을 보았습니다. 그로부터 "surgical tie"의 핵심 원리를 깨달았지요. (동영상 1, 동영상은 Youtube "한바늘의 후회없는 수술" 참조)

아버지에게서 배운 것은 사소한 행동에도 핵심 원리가 있고 최선의 방법이 있다는 것이었습니다. 이는 수술기술에도 적용됩니다. 차이가 없어 보이는 봉합이나 결찰과 같은 기본 기술에서도 최선의 방법을 따르지 않으면 미미하지만 손해가 따르지요. 생각 없는 사람의 눈에는 결코 보이지 않는 약점들입니다. 모르고 있던 사소한 약점으로 인해 혹여나 누출이 생길 경우에는 생사의 문제가 될 수 있기에 완벽한 한 바늘(최선의 술식)을 강조하는 것입니다.

돌아보건대 아버지는 내게 지식이 아니라 본질을 보는 지혜를 가르쳐 주셨던 것 같습니다. 살아 계셨다면 이 책을 몹시 기꺼워하셨을 것입니다.

쉬어 가기

1. 의국 사무원 미스 "허"의 작업

작업내용: 복사물(5-10쪽)을 쪽수 별로 한 뭉치씩 늘어놓고 한 장씩 뽑아서 가지런히 한 뒤 호치키스로 찍는 단순한 작업에 과연 더 좋은 방법이 있을까요? 동영상 참조

나의 조언(아버지에게 배운 것들)

1) 쪽을 맞출 때는 절반씩 겹치는 것이 동선이 짧습니다. (쪽수가 많아지면 큰 차이가 납니다.)

2) 쪽 맞춘 종이를 가지런하게 하는 것은 각 종이 매수 사이에 공기(간격)를 넣는 것이 핵심입니다. 그 상태에서 사방을 눌러야 쉽게 가지런해집니다. (종이뭉치를 손으로 잡는 방법에서 결정됩니다.)

2. 만드는 즐거움

생각하고 예측하고 실행하고 그 결과를 확인합니다.

어릴 때는 비행기 모형, 근래에는 오카리나, 스케치북들이 남았습니다. 오카리나 잘 만드는 데에도 많은 연구가 필요합니다. 작은 실수로도 소리가 새거나 삑사리가 나게 되고 그러면 버려야 하지요. 수술은 더 하겠지만 표시가 나지 않으니…….

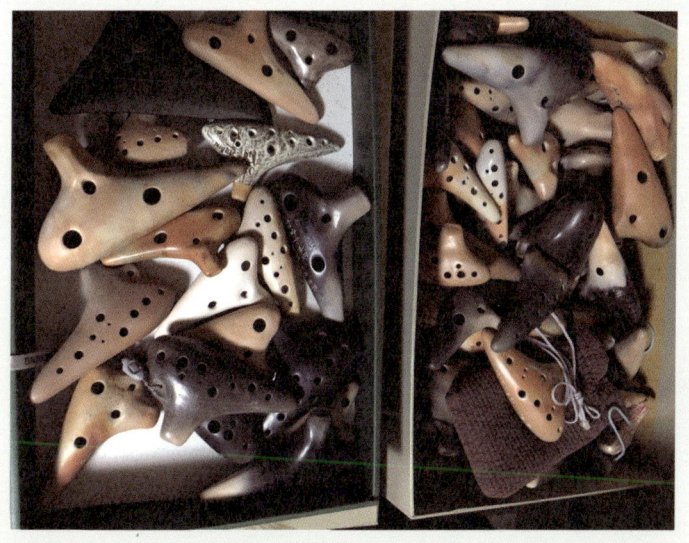

그림 1 저자가 만든 오카리나들. 전공의와 간호사, 지인들에게 감사의 선물로 주었습니다.

2절 결찰술(tie)

결찰술의 근본 목적은 원하는 장력으로 조직을 묶는 것입니다. 가장 중요한 기술은 첫 매듭이 풀리지 않게(장력을 유지하게) 한 채로 두 번째 매듭으로 고정하여 그 장력을 유지하는 것이지요. 두 번째 매듭을 지을 때 첫 매듭이 느슨하게 풀어져 버리면 당연히 원하는 장력을 유지할 수 없게 됩니다. 풀어질 것을 대비하여 첫 매듭을 의도적으로 강하게 묶는 사람도 있지만 풀어짐을 조절하지 못해 원하는 장력을 유지할 수 없게 됩니다. 잘 만든 매듭도 2-3일간은 묶인 조직의 부종으로 장력이 약간 강해지고 그 후 느슨해집니다. 1주 정도만 장력을 유지해주면 조직은 치유되고 수술은 성공합니다. 지나치게 강하게 묶은 매듭은 혈액 순환이 나빠져서 치유가 지연되거나 며칠 후 묶인 조직이 일부 잘려질 수 있습니다.

1. 결찰술의 핵심 기술

먼저 동영상을 보고 첫 매듭이 풀리지 않는 원인을 유추해보겠습니다.

아버지의 방법에는 3가지 힘이 사용되는데, 실이 접하면서 생기는 마찰력, 굴곡(angulation) 및 상호견인(counter-traction), 그리고 회전(rotation)으로 생기는 지면과 실의 눌림(압박, 지면 반력)입니다.

굴곡과 상호견인은 마찰력을 증가시켜주고 지면 반력은 묶이는 조직의 중심에서 멀수록 크고 모서리 질수록 커집니다. 이들을 모두 활용하면 두 손을 놓아도 첫 매듭이 풀어지지 않고 원하는 장력이 유지됩니다. 그 후 자유로운 두 손으로 다음 매듭을 쉽게 할 수 있어서 원하는 장력을 유지한 채 고정시킬 수 있습니다. 이어지는 두세 번째 매듭은 이전의 매듭이 풀어지지 않게 강화하는 역할만을 할 뿐입니다. 가장 중요한 장력은 첫 매듭에서 결정됩니다. ▶동영상 참조

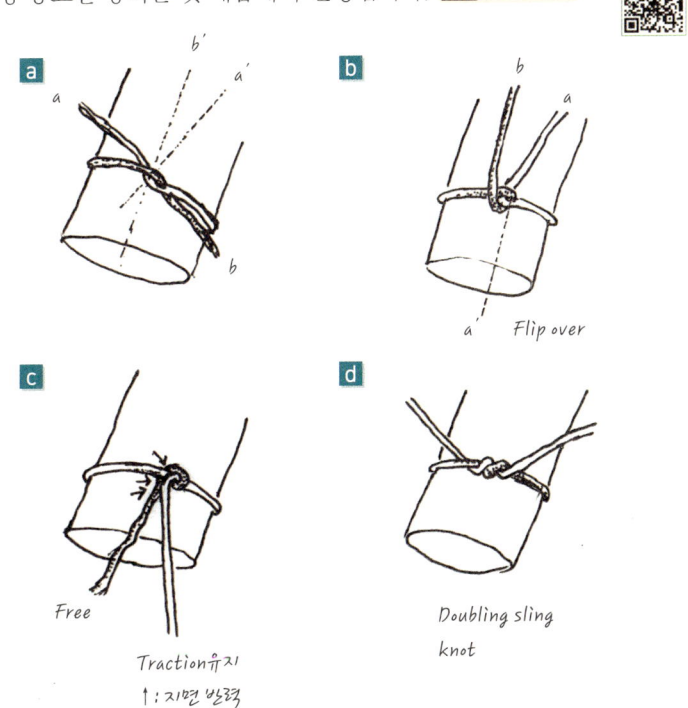

그림 2 첫 매듭의 단계별 설명(중요하니까 차분히 따라 해봅시다. 그리고 자신의 방법을 개발해봅시다.)

(a) 매듭의 장력을 유지하는 힘은 약한 측면 마찰력. 양손으로 당겨야 장력 유지됩니다. (b) a는 120도 굴곡, b는 270도 굴곡(의미: b가 a를 270도 감습니다), 굴곡 및 상호견인 작용 (c) a를 들어 올려서 b를 타넘어 지면에 붙여 당기면 b는 a를 더 감아서(거의 한 바퀴) 마찰력이 커지고, 지면과 a 사이에 끼어서(지면 반력) 손을 놓아도 풀어지지 않습니다. a를 가볍게 당긴 채 남은 손(free hand)으로 b를 잡아 두 번째 매듭이 가능해집니다. (d) double sling knot.

2. One hand traction tie

가장 빠르기에 널리 사용되는 기술입니다(그림 2c). 묶이는 조직들이 연약하고 고정된 모양이 없거나 원형이면(예: 동맥이나 정맥) 모서리가 없어서 지면 반력이 약하므로, 이에 숙달되지 않은 경우라면 두 번째 매듭을 짓는 순간 첫 매듭이 풀어지는 경우가 흔하지요. 한 손의 당김만으로 장력이 유지된다는 것은 결국 두 손을 같은 쪽에 두고 손가락 두 개만 들어가는 좁은 공간에서도 결찰이 가능함을 뜻하므로 수술에서는 필수적인 기술입니다. 반드시 숙달해야 하지요. 안되면 다른 방법을 써야 합니다. 피부나 고형 장기는 바늘이 입사되는 지점을 모서리처럼 활용할 수 있습니다.

3. 결찰술의 종결자 doubling sling knot

One hand traction tie가 안되는 사람에게는 두 가지 대안이 있습니다.

첫 번째 방법은 첫 매듭을 두 번 감는 매듭(double sling knot)으로 하고 굴곡 및 상호견인과 지면의 반력을 추가하면 마찰력이 극대화되어서 좀체 풀어지지 않습니다. 결찰술의 종결자라 할 수 있지요. 단지 두 번 감기만 하고 굴곡, 상호견인 및 지면 반력을 모르면 마찰력이 약간 증가하는 정도에 그치므로 계속 두 손으로 당기면서 결찰해야 합니다. 이 경우 묶이는 조직이 복벽같이 튼튼하면 문제가 없으나 신경이나 정맥 같은 섬세한 조직은 당겨져서 신전(stretching)되거나 찢어지기도 합니다. 의외로 전문의들이 유튜브에 올린 수술 동영상 중에서도 그런 경우가 상당히 있습니다. 배우지 못하면 생각도 해볼 수 없으니 당연한 줄 알고 평생 그렇게 할 것입니다. 처음 배울 때가 중요한 까닭입니다.

두 번째 방법은 보조의사가 첫 매듭을 포셉(forceps)으로 잡아준 채로 수술의사가 두 번째 매듭을 짓는 방법이 있습니다. 이런 집도의는 기본기 부족으로 혼자서 수술하기 어려울 것입니다.

두 번 감기를 한 동작처럼 묶는 기술은 저자가 고안한 방법을 소개합니다 (▶ 동영상 참조). 핵심은 오른손 1, 2번 손가락으로 실을 잡고, 왼손 1, 3번 손가락으로 실을 잡은 채 각각의 손으로 one hand tie를 동시에 하는 것입니다.

4. 장력의 문제

결찰 기술이 완벽하다면, 어느 정도의 장력으로 묶을 것인가가 향후의 결과를 좌우하게 됩니다. 예를 들면 큰 동맥과 작은 동맥, 정맥 등을 묶을 때 당연히 최적의 장력은 다릅니다. 결론적으로 혈관 결찰은 지혈이 되는 최소한의 장력이 답이지요. 직경이 1-2 mm 정도의 소동맥의 혈압은 대략 30 mmHg라면 정맥은 심장 높이에서 내부 압이 0-8 mmHg로 살짝 눌러도 지혈이 됩니다. 동맥도 지나치게 강하게 묶으면 우선 지혈은 잘 되지만 시간이 흐르면서 부분 괴사가 일어나 내막이 박탈되면서 그 자리로 출혈이 일어날 수 있습니다. 동맥은 보통 두 번 결찰해줍니다.

쉬어 가기: 결찰술의 응용문제

1. 가장 보편적인 기술은 one hand traction tie인데, 모서리가 없는 원형 조직은 어디에서 매듭을 짓는 것이 좋을까요? (지면 반력을 얻기에 술자의 눈에 보이는 위치가 나을지 안 보이는 쪽이 나을지 판단해 봅시다.

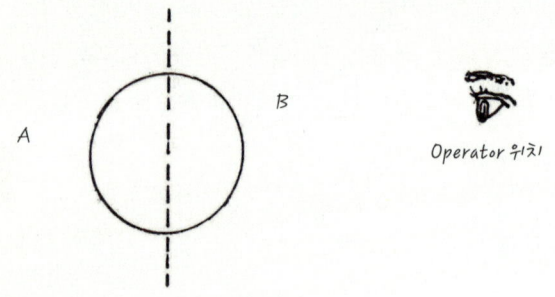

그림 3

당연히 A가 좋습니다.

2. 중요한 혈관은 두 번의 결찰을 하는데 먼저 결찰한 실을 두 번째 결찰에 포함시켜 묶는 것(B)과 포함시키지 않는 것(A)은 어떤 차이가 있을까요?

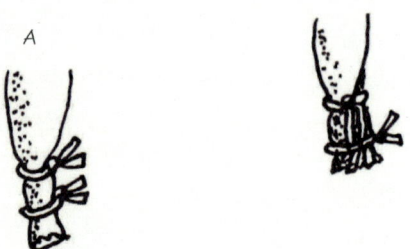

그림 4

저자가 전공의 시절, 최경현 교수님은 늘 B의 방법을 사용하기에 왜 그러는지 물어보았습니다. 첫 결찰 매듭이 두 번째 매듭 안에 들어가서 묶이면 두 번째 매듭의 미끄러짐과 탈락을 예방해 주는 효과가 있다고 하였습니다. 당신의 의견은? (물론 가장 안전한 방법은 절단선 근처의 결찰은 봉합결찰로 하는 것입니다.)

3. 군대에서 배운 밧줄 오르기

최근 특수부대 출신들 간의 기량을 겨루는 TV 쇼들이 인기를 끌고 있습니다. 11 m 정도의 밧줄 오르기는 그들도 힘겨워하고 포기하는 사람도 나오지요. 그들의 발 동작을 보면 진짜와 가짜를 쉽게 가릴 수 있습니다. 발로 밧줄을 고정하는 동작에 결찰술의 기본 원리(angulation & counter traction)가 그대로 적용되고 있어서 알면 쉽게 발의 힘으로 오르지만 모르면 양팔의 힘만으로 오르다 지쳐서 대부분 포기합니다. 요점은 두 단계입니다. (살다 보면 어떤 위급 상황을 마주할지 모르니 알아두어서 나쁠 것 없겠지요.)

1) 양발등이 마주 보게 교차하고 그 사이로 밧줄을 늘어뜨립니다.
2) 뒷발의 발등으로 밧줄을 감아올려 앞발을 감아서(180도 이상) 굴곡시키고 양발로 밧줄을 누르면 굴곡으로 증가된 마찰력만으로도 체중을 감당할 수 있습니다(내려올 때는 양발을 느슨하게 풀어주면 서서히 미끄러져 내려올 수 있어 팔 힘이 절약됩니다).

4. 낚싯바늘 묶는 방법

모르면 해군이 아니라는 말도 있지만 어쩌다 하려면 생각이 나지 않을 때가 많습니다. 핵심적인 기억 요령은 낚싯바늘과 같은 모양으로 낚싯줄을 배열하는 것입니다. 안돌리기와 겉돌리기가 있고 4-5회 감아 루프로 끝을 빼내면 angulation, counter-traction만으로도 무거운 물고기를 끌어 올릴 수 있습니다. 하중이 강할수록 낚싯줄 간의 조임이 강해지

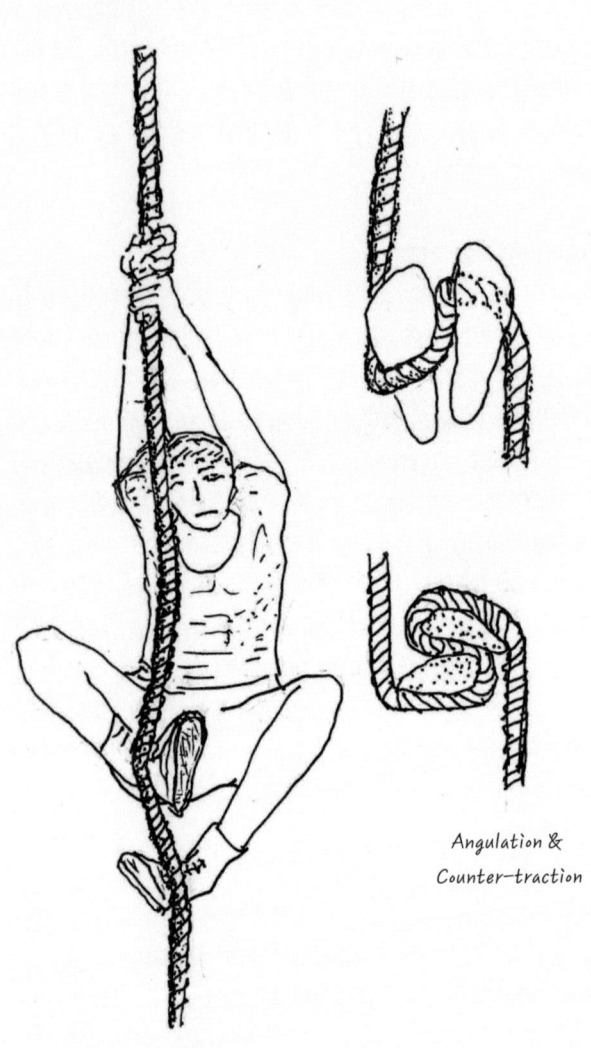

Angulation & Counter-traction

그림 5

지요. 저자는 안돌리기를 선호합니다(그림 6). 드물기는 하지만 복강경 수술 중 한쪽이 짧아서 square knots으로 결찰이 어려운 경우에도 적용할 수 있습니다. 가장 직관적인 방법은 목표 쪽으로 3회전하고 바늘구멍 쪽으로 매듭을 조여주는 것입니다. 지면반력과 sling들의 상호 조임으로 잘 풀어지지 않습니다(그림 7-a).

5. 검증된 sliding knot 방법

위의 방법도 문제는 없으나, 더 좋은 방법이 있습니다. 캠핑이나 세일을 돛대에 묶을 때 쓰는 방법이지요. 이름은 여러 가지가 있으나 taut line hitch로 검색하면 동영상을 볼 수 있습니다. **특히 복강경 수술을 하는 외과의사라면 반드시 알아두어야 합니다.** (충수나 쓸개의 cystic duct를 묶을 때 쓸 수 있습니다. 제품으로 나온 것도 있지요.) 앞의 방법은 세 번을 모두 목표물 쪽으로 진행하면서 돌리지만 두 번만 돌리고 1번은 목표물 반대편에서 돌려서(회전방향은 같음) 중앙으로 빼내면 세 개의 sling들이 서로 조여져서 풀어지지 않게 됩니다. 한 쪽 실은 당겨서 직선을 유지하고 나머지 실로 세 번의 매듭을 느슨하게 들어서 잘 미끄러지게 하는 것이 핵심입니다. **원하는 위치가 되면 매듭을 만든 실을 조여주면 그 자리에 고정됩니다**(그림 7-b).

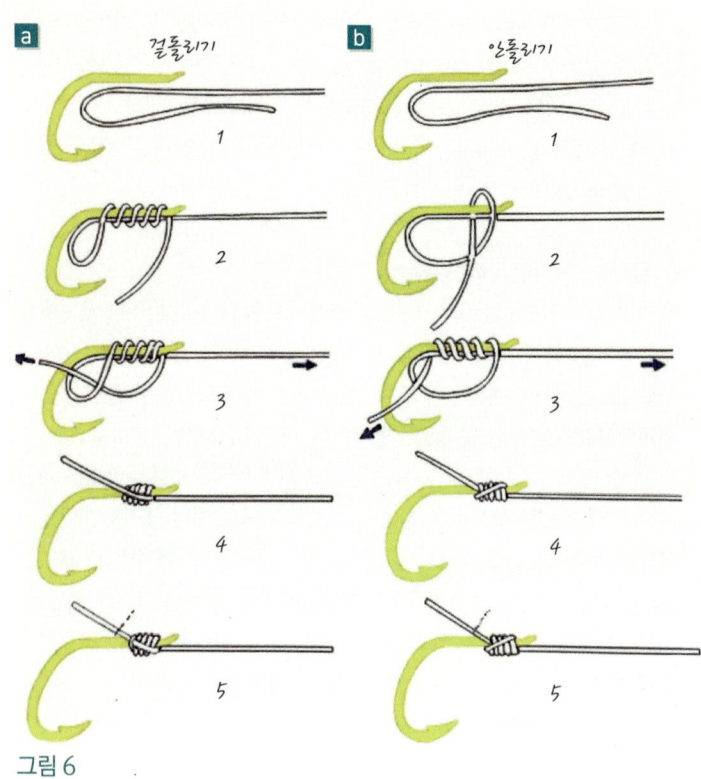

그림 6

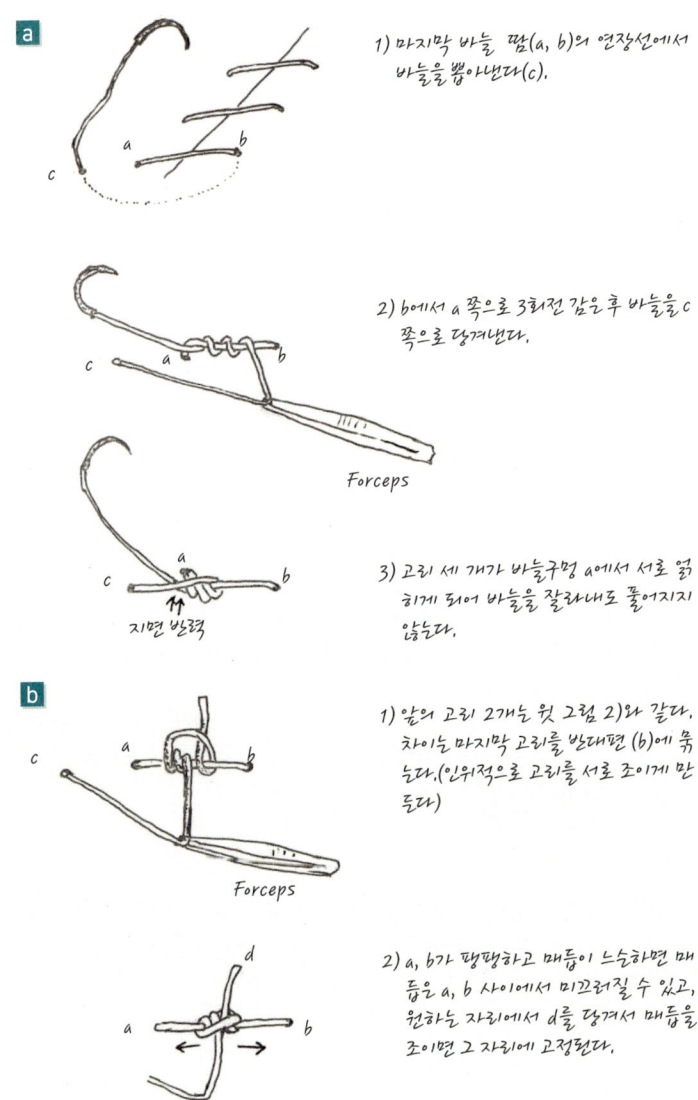

a
1) 마지막 바늘 땀(a, b)의 연장선에서 바늘을 뽑아낸다(c).

2) b에서 a 쪽으로 3회전 감은 후 바늘을 c 쪽으로 당겨낸다.

Forceps

3) 고리 세 개가 바늘구멍 a에서 서로 얽히게 되어 바늘을 잘라내도 풀어지지 않는다.

지면 반력

b
1) 앞의 고리 2개는 윗 그림 2)와 같다. 차이는 마지막 고리를 반대편(b)에 묶는다.(인위적으로 고리를 서로 조이게 만든다)

Forceps

2) a, b가 팽팽하고 매듭이 느슨하면 매듭은 a, b 사이에서 미끄러질 수 있고, 원하는 자리에서 d를 당겨서 매듭을 조이면 그 자리에 고정된다.

그림 7

3절 봉합술(suture)

봉합술은 두 조직을 연결해주는 기술입니다. 피부 봉합은 내용물의 누출이 없지만 내용물이 있는 장관을 봉합할 경우는 누출이 발생할 수 있고 누출이 생기면 거의 재수술이 필요하고 재수술이 늦게 되면 복막염, 패혈증으로 사망에 이를 수도 있습니다. 장관 봉합술의 근본 목적은 최소한의 장력으로 혈행을 유지하면서 내부 액체의 누출은 막는 것입니다. 초보자들은 누출이 겁나서 강한 장력으로 봉합하는 수가 많지만, 실상은 해가 될 뿐입니다. 결찰은 장력 유지가 중요하지만, 봉합은 좀 더 복잡해집니다. 기술의 핵심은 봉합 조직의 선택과 포함되는 조직의 종류, 바늘땀 간의 거리, 간격, 가로세로 비율, 모서리의 각도와 마지막으로 가장 중요한 적절한 장력이 복합적으로 관여하게 됩니다.

처음에는 봉합술을 주로 피부에서 배우게 되고 그 기술은 그대로 장관이나, 혈관, 간이나 비장 같은 고형장기(solid organ)들의 지혈법에 적용됩니다. 저자는 전공의가 뜬 한 바늘의 피부 봉합에서 위의 요소를 따져서 대여섯 가지 잘못을 지적하고 생길 수 있는 결과도 말해주고 잘할 때까지 몇 달간 닦달합니다. 피부 봉합의 사소한 실수는 큰 문제를 일으키지 않아도 거기서 완벽하지 못하면 나머지 중요한 장관의 봉합 과정에서도 같은 약점이 발생할 것이고 이는 결국 누출과 같은 심각한 결과를 불러일으킴으로써 환자를 재수술이나 사망에 이르게 할 수 있습니다. 전공의에게 한번 가볍게 시범을 보여주고 "네가 알아서 하라."고 하고 보지도 않고 나가도 좋을 사소한 기술이 아니라는 말이지요.

1. 외형만으로도 많은 것을 알려 주는 피부 봉합

다음 피부 봉합의 외형을 보고 내부 상태를 유추하고 미래의 결과를 예측해 봅시다.

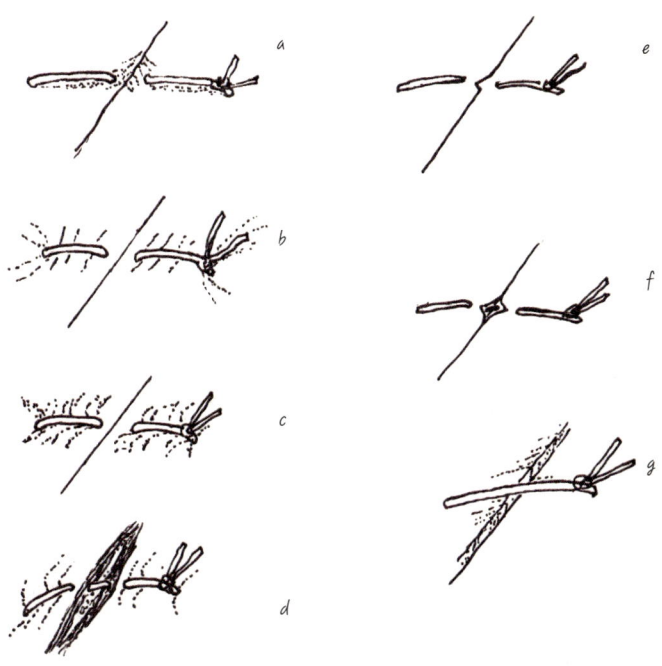

그림 8 **피부 봉합의 외형**

(a) 장력은 느슨하고 창연은 살짝 붙어 있고 약간 돌출되어 있습니다. (b) 양 끝에 방사형 주름과 창연에 평행인 주름이 몇 개 보입니다. (c) 실이 피부를 파고 듭니다. (d) 창연이 벌어져 피하지방이 보입니다. (e) 창연이 직선이 아니고 구부려져 있습니다. (f) 창연이 진피층만 벌어져 있습니다. (g) 창연이 단층처럼 되어 있습니다.

다음은 봉합의 내부 상태를 예시한 것인데 앞의 외형과 짝을 지어보고 미래를 예측해 봅시다.

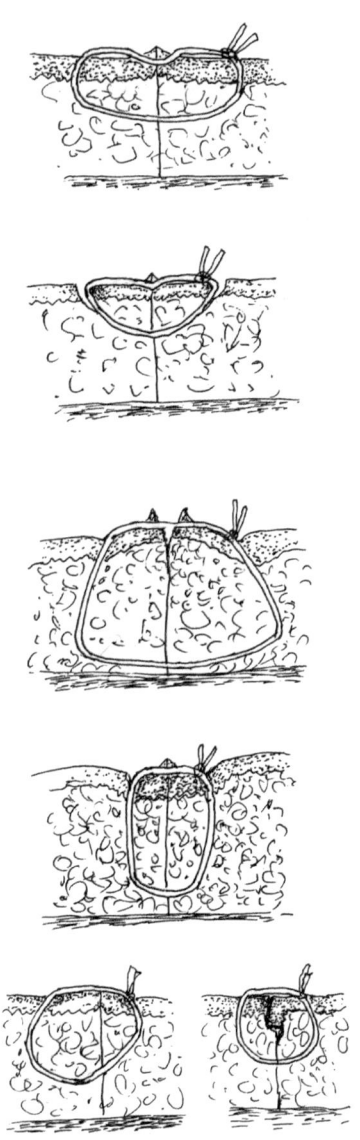

그림 9 **외형과 내부 상태의 조합 및 해석**

a와 1) 입사각, 출사각, 깊이, 장력이 적당하고 이상적입니다. 피부와 봉합사 간에 틈이 있을 정도로 느슨합니다.

b와 2) 입사각, 출사각이 표면과 예각이고 깊이가 얕아서 양 끝이 중앙으로 당겨져 중앙부에 창연과 평행한 주름이 생겼습니다. 양 끝의 구멍은 중앙으로 점차 찢어지고 커지고 며칠 후에는 표피에 찢어진 상흔이 남습니다. 초보자가 가장 많이 하는 형태로서, 3일만 지나도 양 끝은 길게 찢깁니다.

c와 4) 가로세로(피부 폭과 깊이) 비율과 강한 장력에 문제가 있습니다. 바늘 간격은 좁고 깊이가 깊으면 실은 피부를 파고듭니다. 봉합사 제거가 늦어지면 역시 파고들어간 자리가 상흔이 됩니다. 강한 장력은 치유가 지연되어 7일 후 실을 뽑을 때 상처가 벌어질 수 있습니다.

d와 3) 입사각과 출사각은 문제가 없으나 깊이가 깊고, 심부가 너무 넓게 떠져서 실을 당기면 심부가 조이면서 표면이 외번(eversion)됩니다. Dead space를 없애고 창연이 살짝 돌출되게 만드는 성형외과의 기술을 아는 사람이 피하지방이 두꺼운 복부에 적용할 경우 생길 수 있습니다. 이런 경우 치유가 지연됩니다.

e, f는 needle holder를 쥔 손이 주체가 되어 바늘이 진피를 뚫지 못하고 보조하는 tissue forceps으로 교차하듯이 뚫을 때 경로의 왜곡이 일어난 경우입니다. f는 subcutucular stitch를 할 때 forceps으로 뒤집어서 천자하여 수직으로 깊게 떠진 결과입니다.

g와 5)는 두 가지 원인을 생각할 수 있습니다. 바늘에 포함된 조직의 양이 양쪽에서 너무 차이가 나거나 처음부터 창연을 못 맞춘 경우(한 쪽이 말려들어가도 외형은 단층 없이 평평하게 보이지요)에는 실을 뽑은 후 단층으로 나타납니다.

2. 가로세로비율(바늘 폭과 깊이)과 장력의 상호관계

- 모난 돌이 정 맞는다.

모든 봉합의 결과는 실을 당겨 묶으면 원형(circle)을 지향하게 됩니다. 장력이 강할수록 더 작은 원형이 됩니다. 중심에서 먼 쪽은 더 많이 당겨지고 모서리는 3일만 지나도 절단될 수 있습니다. 두 가지 극단적인 그림을 봅시다. 가로가 넓으면 조이는 장력이 모두 창연의 접촉(approximation) 방향으로 당겨지게 되므로 최소한의 힘으로 창연을 접촉시킬 수 있습니다(a). 반대로 깊이가 너무 깊으면 조이는 장력이 창연의 접촉보다 피부를 뚫는 방향으로 작용하므로 창연을 약하게 접촉시키려 해도 수직으로 가해지는 힘이 커서 2-3일 후 피부를 파고

들거나 중앙부에 dead space가 생길 수 있습니다(b). 결론적으로 두 조직을 연결하는 **봉합의 장축은 절단면과 수직이 되는 것이 좋습니다.**

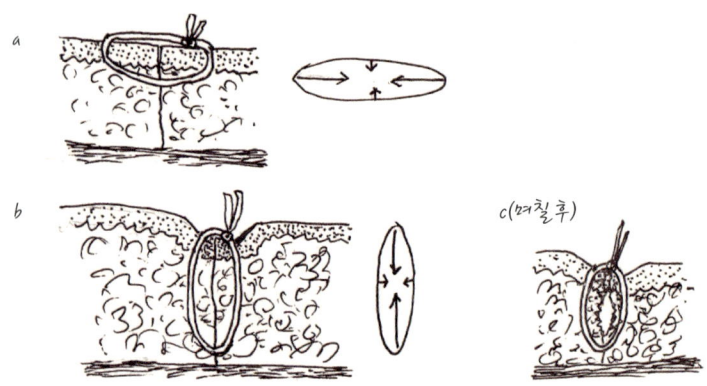

그림 10

3. 이상적인 피부 봉합술?

1) 형태보다 장력이 더 중요합니다. 느슨해야 합니다.
2) 바늘의 폭은 넓고 깊이는 얕아야 약한 힘으로 느슨하게 창연을 접촉시킬 수 있습니다.
3) 모서리가 없는 타원형이 좋습니다. 구심력이 골고루 분산됩니다.

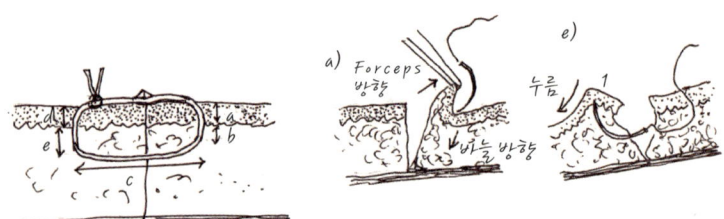

그림 11 **타원형 봉합 방법**

타원을 크게 진피층과 피하층 두 부분으로 나눕니다. 진피층의 입사와 출사 부분은 수평상태(평시)에는 천자가 힘든 각도라서, 보조하는 손으로 각도를 만들어야 가능합니다. 입사(a) 부분은 포셉으로 피부를 수직으로 세워서 위로 당기면서 바늘은 누르듯(cross) 천자하고 출사(e) 부분은 바늘 바깥의 피부를 포셉이나 손가락으로 눌러 주면서 천자합니다. b, c, d 부분은 수평의 느낌으로 뜨면 됩니다.

subcuticular stitch 요령

팽팽한 상태에서 바늘 쥔 손으로 추진하되 추진 중에는 진피가 두꺼우므로 잘 뚫리지 않고 밀리는데, 뚫릴 때까지 바늘 좌우의 백터(힘과 각도)량이 같아야 창연에 수직으로 뚫립니다(a). 포셉으로 끼우려 들면 바늘 양측의 각도가 달라져서 경로의 왜곡이 일어납니다(b). 두께는 진피층의 절반 정도가 좋은 데 진피를 잘 보려고 포셉으로 뒤집어 천자하면 깊어지고 결찰 후 진피층이 외번됩니다(c).

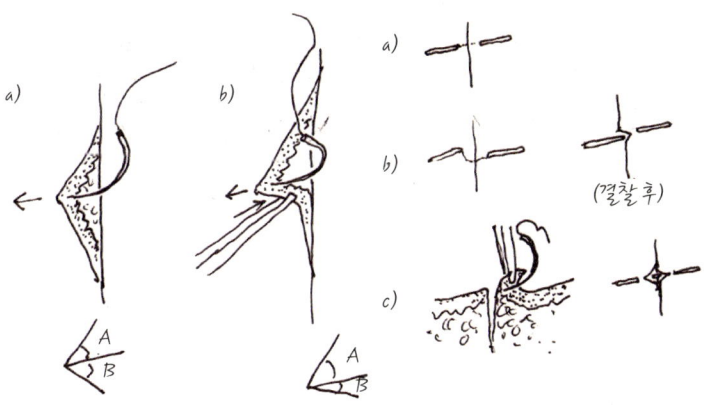

그림 12

4. 장관의 누출을 부르는 최악의 봉합?

위 그림에서 바늘의 입사각과 출사각이 얇고(예각) 깊이가 전층을 포함한 **삼각형 모양이고 강하게 묶으면** 세 모서리는 눌리고 주위조직과의 간격은 더 벌어지게 되며 피부에서는 흉터나 치유지연으로 끝나지만 장관에서는 누출로 발전할 수 있습니다. 삼각형 모양은 모서리가 예각이라 모두 강한 힘을 받으므로 장력이 강할 경우 시간이 흐르면 (보통 2-3일) 모서리가 잘려질 가능성이 큽니다(그림 13). 사각형은 모서리 각도가 삼각형보다 둔해서 같은 장력이라면 삼각형보다 절단은 덜하지만 폭이 좁고 절단면에 평행으로 **깊이가 깊으면서 전층을 포함하고 강하게 묶으면** 직선형이 되어 그림 10c처럼 장벽의 절단과 dead space까지 겹치는 삼각형보다 더 나쁜 최악의 상태가 됩니다. 결론적으로 **모서리와 강한 장력이 같이 작용하면** 문제가 생깁니다.

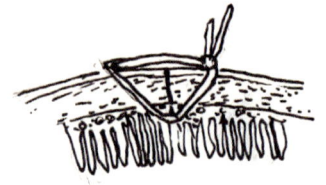

그림 13

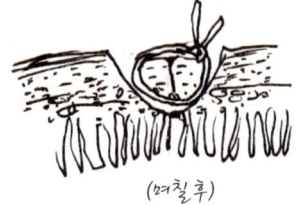

(며칠 후)

5. 적절한 장력은 어느 정도일까?

 결찰술이나 봉합술이 숙달되어서 원하는 장력으로 묶을 수 있게 되었다면 어느 정도의 장력으로 묶어야 최상의 결과를 얻을 수 있는지가 문제가 됩니다. 앞서 언급한 대로 동맥과 정맥이 다르고 장관과 근육, 인대, 뼈가 다르고 피부와 피하지방이 다릅니다. 구체적인 수치로 설명하기 어렵지만 모두에서 적용되는 원리는 묶인 조직의 혈액순환이 안 되면 괴사가 일어나므로 원하는 효과(예: 지혈)와 혈행의 방해가 되지 않는 힘, 즉 최소한의 장력으로 묶으면 됩니다. 피부 봉합은 겨우 접촉(just approximation)할 정도의 장력이면 되고, 장관의 문합은 봉합한 장관의 색깔이 약간 탈색되는 정도가 적절하고 혈관은 지혈될 정도가 되어야 합니다.

 저자가 전공의 시절 최경현 교수님께 장관 봉합의 **적절한 장력**을 물었을 때, 장관의 원래 색깔인 **연분홍빛이 약간 탈색(just blanching)될 듯 말 듯한 장력**이란 답을 지금도 감탄하면서 기억하곤 합니다. 이승도 교수님 또한 **연속 봉합술**을 선호하는 이유를 물었을 때 시간이 짧고 **인접한 바늘땀(stitch)들의 장력이 균일해지고 재료도 적게 소모**된다는 것이 장점이라는 설명을 들을 수 있었지요. 두 분 말씀에 담긴 핵심을 여전히 마음에 되새깁니다.

쉬어 가기

1. Subcutaneous buried suture를 지방층에 하는 것을 다시 생각해 봅시다.

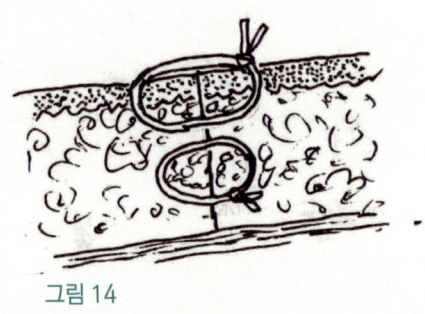

그림 14

저자가 처음 접한 수술도감 『Zollinger』에서 복벽을 닫는 방법을 배웠는데 지방층이 두꺼운 경우 dead space를 없앤다고 subcutaneous fat층에 봉합하는 것을 볼 수 있었습니다. 초기에는 비판 없이 수용했으나 언제부턴가 오히려 해가 더 많다는 생각이 들었지요. 피하지방 봉합 자체가 조여질 때 기능상으로 dead space를 만드는 격이고 봉합사가 이물질이므로 염증이나 감염이 잘 생기게 만들기 때문입니다. 저자는 조직의 결손이 없는 절개창은 표면(진피층)만 접촉시켜도 충분하고 내부에 dead space가 생겨도 흡수된다고 생각합니다. 간혹 장액저류(seroma)가 생겨도 배액만으로 쉽게 해결되지요. 결손 부위가 있거나 성형 목적으로 진피층에 하는 것은 타당한 이유가 됩니다. 단 느슨해야 하며, monofilament가 좋습니다.

2. 봉합사를 제거하는 적절한 시기는?

전공의 시절에 배운 지식으로는 얼굴은 3일, 복부는 7일, 손, 발 및 지체는 2주였습니다. 저자는 그렇게 기계적으로 정해진 일자에 제거하는 것이 최선은 아니라는 생각을 했습니다. 만화에서 전형적인 깡패의 상징으로 팔에 "차카개살자" 같은 문신이나 얼굴에 칼자국 기운 흉터(지네 모양)가 사용되곤 합니다만, 그러한 흉터는 봉합 기술과 봉합사의 제거 시기에 따라 결정됩니다. 상처가 벌어지지 않게 하면서 최대한 빨리 제거한다는 상충되는 목표를 달성하기 위해 저자는 나름대로 연구해왔습니다. 아래에 몇 가지 일화를 소개합니다.

군의관 시절에 흔한 기억 중에 의무병과 취사병들의 족구 시합이 있습니다. 피엑스 콜라는 엄청나게 싸지요. 돈은 군의관이 내고 콜라 몇 병이 걸리면 불을 뿜게 마련입니다. 어느 날 안면 있는 고참 취사병이 건빵 튀긴 것을 몇 번 들고 오면 감이 잡힙니다. 전역이 가까워져서 포경수술을 받고 싶구나. 기꺼이 무료봉사를 해주지만 동시에 연구대상(?)이 되기도 합니다. 중단 봉합과 연속 봉합의 비교나, 최적의 장력이 어느 정도인지, 또한 봉합사 제거는 며칠이 최적인지 등. 물론 피험자 권익은 피차 무시했고 데이터를 논문으로 정리하지도 않았으며 다만 즐거웠던 기억만 남아있습니다. 느슨한 장력이 창상치유에 가장 좋았고 2일 후 봉합사를 제거해도 벌어지지 않고 잘 나았습니다. 간혹 다른 곳에서 수술하고 봉합사 제거를 하러 오는 경우도 있는데, 강하게 연속 봉합한 경우가 가장 좋지 않았지요. 1주가 지나서 제거해도 상처가 벌어졌습니다. "자네는 흉기를 가시게 되었어!" 하고 위안의 말을 건네면 섭섭하게 생각지는 않더군요.

언젠가 신경섬유종증으로 얼굴과 피부에 수천 개의 혹이 있는 여성의 소장 용종으로 인한 장 폐쇄 수술을 마친 후 마취가 풀리지 않은 김에 눈에 거슬리는 큰 혹들을 수백 개 제거해 준 적이 있습니다. 전공의가 환자의 오른쪽을 담당하였고 저자는 왼쪽을 담당하였지요. 그런데 1주 후 봉합사를 제거하였을 때 깜짝 놀랄 일이 생겼습니다. 저자가 담당한 쪽은 모두 붙었는데 전공의가 한쪽은 모두 벌어졌던 것이지요. 장력의 차이와 절개의 방향이 원인이었습니다. 전공의에게는 큰 교훈이 되었을 것입니다. 다행히 벌어진 상처는 치료 없이도 며칠 후 붙기 때문에 큰 문제는 아니었지만 말입니다.

결론적으로 치유는 절개창의 방향(line of minimal tension), 봉합의 장력에 따라 치유 기간이 달라집니다. 현재 저자는 복부 절개창이 횡 방향이면 3일에 모두 제거하고 종 방향이면 3일에 절반 제거, 5-6일에 모두 제거합니다. 제거 도중에 1개라도 벌어지면 중단하고 1-2일 연기하지요. 개업한 제자들은 이 방법을 알아도 무조건 늦게 한다는 말을 들었습니다. 환자들이 상처가 벌어지면 난리 난다는 말과 함께. 저자는 그들의 장력에 문제가 있을 것이라고 추정합니다.

요즘은 많이들 피부의 흉을 피하기 위해서 피하 봉합이나 도구를 사용하지만 성형외과에서는 여전히 종래의 봉합술을 사용합니다.

4절 왜 기본기술과 근본 원리를 배워야 하는가?

외과의 근본은 병든 조직을 잘라내고(resection) 건강한 조직으로 연결(functional repair)하는 것입니다. 잘라내는 과정에서 출혈이 필연적이므로 지혈해주는 기본 기술이 결찰술(tie)이고 연결해주는 기술이 봉합술(suture)이지요. 두 기술은 외과의 기본이면서 널리 사용되지만 가장 등한시되는 기술이기도 합니다. 간단한 기술이라 누가 해도 별 차이가 없다고 생각하기 쉬운데, 통계적으로는 타당할지 몰라도 환자의 생명을 위임받은 의사는 사소한 부분까지 완벽을 추구해야 합니다. 널리 사용되는 만큼 완벽해야 하는 것이지요. **수술 후 납득하지 못할 합병증이 많은 외과의사는 기본기술에 자신도 모르는 어떤 결함이 있을 가능성이 큽니다.**

현재 사용되는 도구들은 주로 이 두 가지 기술을 빠르고 편하게 하기 위한 것들입니다. 실제로 이런 기술과 원리에 숙달되지 않아도 개발되어 있는 도구들을 사용하면 수술은 가능합니다. 편하기도 하고 소요되는 시간도 짧기에 95% 정도의 성공률을 보이는 기구를 두고 왜 손기술을 배워야 하는지 이해하지 못하고 배우려 하지 않는 초보의사도 많지요. 완벽한 손 기술을 목표로 세밀한 약점을 지적하는 스승을 "꼰대"라고 비아냥거리기도 합니다. 그런데 과연 숙달된 손기술이 없어도 될까요? 95%가 최선일까요?

도구가 대세인 시대에 기본기술과 근본원리를 알아야 하는 **첫 번째 이유는 역설적으로 도구를 잘 사용하기 위해서입니다.** 도구는 수술의 근본원리를 구현하기 위해 고안되었기에 근본원리를 알면 도구를 평가할 수 있고 약점을 인식할 수 있습니다. 도구는 평균적인 사람에 맞게 설정이 되어 있어 대다수에서 좋은 결과를 얻지만 평균을 벗어난 5% 정도의 실패를 허용합니다. 즉 모두에게 최선은 되지 못하는 것이지요. 도구는 한 번에 수십-수백 바늘을 집고 자를 수 있지만 **본질적인 약점이 있습니다. 구불구불한 아날로그 형상의 인체와 달리, 직선적이거나 원형이며 봉합침(staples: 호치키스 날 같은 금속재료)들의 길이가 일정하고 영구적으로 몸속에 박힌 채 남게 되지요. 길이가 정해진 봉합침은 조직의 다양한 두께 차이를 반영하지 못합니다.** 창자의 두께가 지나치게 두꺼우면 봉합선에 강한 압박이 걸리고 혈액순환이 나빠져 누출의 위험이 생길 수 있고 지나치게 얇은 창자를 도구로 연결하면 느슨해서 출혈이나 누출 및 농양이 생길 수 있습니다. 아주 드물지만(저자는 1예 경험, 그림 15) 조직에 박혀 있는 봉합침이 만성 염증을 일으키면 답이 없지요. 자동봉합기와 달리 수기문합 후 봉합사는 몇 달 뒤 모두 녹아버리므로 내시경으로도 겨우 연결 흔적만 보입니다.

그래서 95%인 것입니다. 조직반응의 거의 없는 티타늄으로 봉합침을 만들고, 최적의 길이를 두 가지로 하고 사용이 편한 형태로 만들어 동물실험을 거쳐 통계적으로 사용이 결정된 것이 기성품인 수술 도구들입니다. 요즘에는 거의 기성품 양복을 입지만 꼭 맞춤복이 필요한 사람도 있습니다. 마찬가지 맥락에서 개인의 차이와 기구의 본질적 결함을 배려할 수 있어야 실패율(여기서는 누출률)을 1% 이하로 줄일 수 있지요. 도구가 위험하다고 판단되면 손 기술로 보강을 하거나 수기문합을 할 수 있어야 합니다. 같은 도구를 사용해도 결과가 수술자에 따라 다른 점도 변수지요. 이는 도구에 가장 적합한 상태로 조직을 처치하는 수준이 다르기 때문이며 도구의 약점을 보완하는 손 기술에서 차이가 발생하기 때문입니다.

두 번째 이유는 도구로 해결할 수 없는 경우도 있기 때문입니다. 간이나 신장의 이식수술을 위한 혈관문합이나 수지접합, 뇌수술 같은 현미경 수술 그리고 대부분의 성형외과 수술은 모두 손으로 해야 합니다. **외과에서는 염증성 장염이나 심한 복막염 또는 재수술의 경우**에 창자와 간막이 전부 두꺼워져 있어서 정상조직을 기준으로 만들어진 기성품인 도구를 사용할 경우 **누출의 위험**이 커집니다. 간경화가 심하면 장간막이 단단하고 두꺼워서 클립이나 리가슈 같은 지혈도구로 찍어도 혈관이 눌리지 않고 출혈이 되는 경우도 보았지요. 결국 기본 기술인 봉합과 결찰로 해결해야 합니다. 대장항문외과의사들은 직장암이 선골막을 침범한 경우 절제하면서 선골정맥총의 손상으로 인한 출혈을 만나면 도구로는 지혈이 어렵습니다. 출혈 부위를 확인하려는 순간 좁은 공간은 벌써 피가 차올라서 출혈 부위를 보지도 못하고 예측으로 시도할 경우 혈관이 더 찢어져서 악화됩니다. 수십 봉지의 수혈도 드물지 않고 현장 사망 또한 초래할 수 있습니다. 이 경우는 오직 압박만이 일시적 해법이며 그 후 봉합술로 해결해야 합니다(뒤에 따로 언급).

수술의 근본원리를 깨닫고 완벽에 가까운 수기를 갖추고 도구를 잘 파악하며 처절한 실패의 경험이 누적되면 통찰력이 생깁니다. 도구의 약점이나 한계가 보이고 교과서의 일반적인 수술 그림이나 낯선 수술법을 보고도 어느 부분에 약점이 있어 어떤 문제가 생길지 예상할 수 있지요. 그런 경우 더 좋은 방식으로 응용하거나 약점을 보강할 수도 있습니다. 통찰력은 부분보다 전체를 보고 미래를 예측하며 대비할 수 있는 힘입니다. 도구는 편리한 수단(how)일 뿐, 그 너머의 필연성(why)을 보여주지는 않지요. 마치 인간으로서의 도리를 알건 모르건 간에 사람들이 겉으로 보기에는 비슷하게 보이지만 내면이 천차만별인 것과 같습니다. 특히, 통찰력은 기독인에게 성령의 거울 같은 것입니다.

결론은 도구가 편리할 뿐 아니라 평균적인 결과(95% 성공률)를 가져다주지만 최선의 결과(99% 이상의 성공률)를 얻기 위해서는 근본 원리를 바탕으로 수기와 도구에 대한 통찰력이 필요하다는 것입니다. 도구가 속수무책인 경우는 분명 있습니다. 필자의 기준에서는 기구가 없어 응급환자를 수술하지 못한다는 건 말이 되지 않는데 요즘은 왜인지 그런 외과의사가 조금씩 생기는 듯합니다.

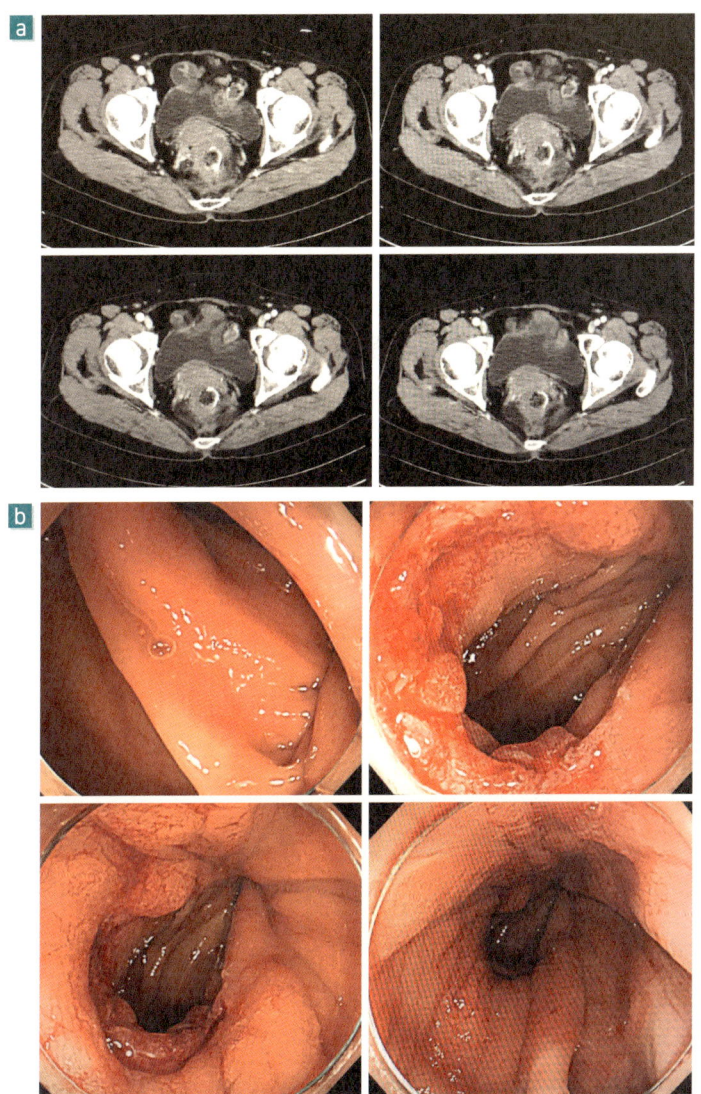

그림 15 직장암 수술 후 10년이 지났어도 여전히 배변 과정이 힘들고 아파서 여러 병원을 다녔지만 해결되지 않았습니다. CT에서 연결부위의 봉합침들이 보이고 만성 염증으로 붓고 좁아진 직장의 내강을 볼 수 있습니다.

쉬어 가기

1. 다음은 흔히 보는 수술 방법인데, 어떤 점에 주의가 필요한지 생각해 봅시다.

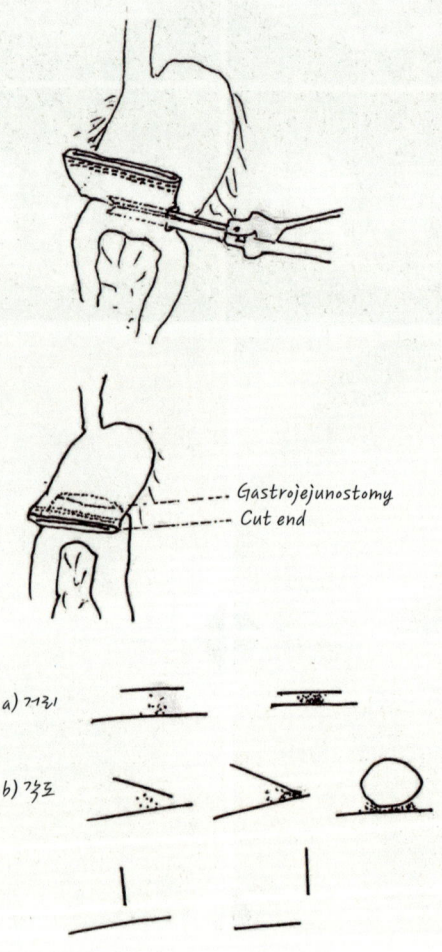

그림 16

복강경 위아전절제술(subtotal gastrectomy)에서 흔히 보는 수술 방식입니다. 공장은 절단선이 하나이지만 위장은 절단선과 위-공장 문합술로 인해 두 개의 평행 절단선이 생겼습니다.

1) 평행인 두 절단선은 길이가 길수록 절단선의 거리가 가까울수록 절단선 중간의 혈행이 나빠집니다(a). 위장은 혈액순환이 아주 좋은 장기라서 누출은 드물지만 위의 두 가지 문제로 가끔 누출이 생길 수 있습니다. 적절한 길이와 거리(?)를 유지하는 것이 좋습니다. 소장이나 대장은 누출 위험이 커서 평행 절단선은 피해야 합니다.
2) 각도가 생기면 예각 부분의 혈행이 더 나빠지고, 예각의 절단선이 만나면 예각의 끝이 괴사, 누출이 발생할 가능성이 커집니다(b). 저자도 흔히 사용되는 Z-plasty나 V-Y flap, Limberg flap 등이 모두 해당됩니다. 직선과 원형이 만날 때도 가까우면 예각 비슷한 상태가 두 개 생기는 셈입니다.
3) 평행인 두 절단선보다는 직각의 절단선이 그나마 좋고 위치가 절단선의 중간보다 떨어진 직각이 혈행면에서 유리합니다.

2. 무균 장갑을 끼고 난 후 오염 사실을 알지 못하는 경우

간단한 열창이나 생검 수술은 흔히 수술복 없이 무균장갑만 끼고 하는 경우가 있는데 간혹 손등 부분이 오염된 것을 본인이 모르는 경우가 있습니다. 원인은 장갑을 한 쪽 방향으로 당겨서 착용할 경우 무균 부위가 말리고 뒤집어져서(flip over) 손등이 주로 오염되는 것입니다. 오염을 모르면 감염을 초래할 수 있겠지요.

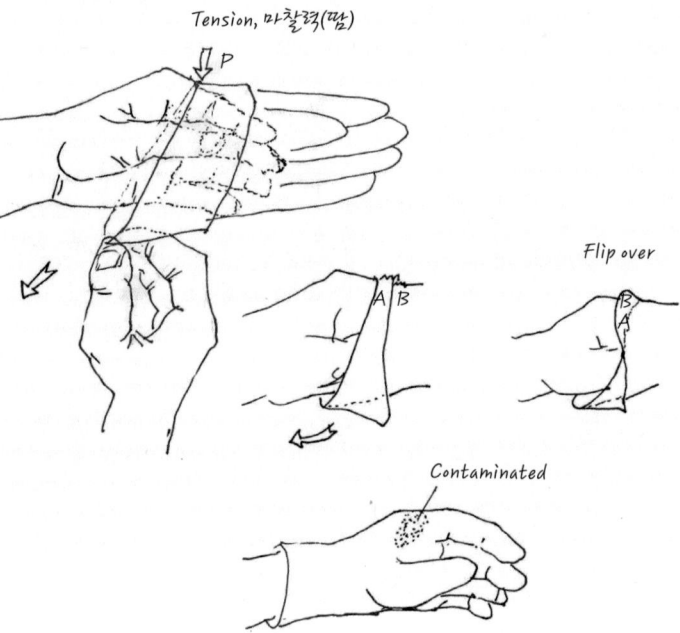

그림 17

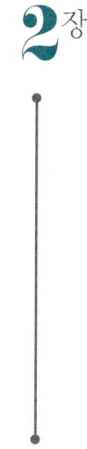

수술 합병증 줄이기

수술 전 평가의 중요성

모든 것은 수술 전 평가에서 70-90% 정도가 결정됩니다. 특히 CT나 MRI처럼 입체적으로 내부 장기를 훤히 들여다볼 수 있는 경우 수술은 확인하는 절차에 불과합니다. 어느 부위의 림프절을 제거해야 하고 어느 혈관의 손상을 조심해야 하고 암은 몇 기로 추정되며 수술 방식(복강경인지 개복인지)은 무엇이 유리하고 수술 후 예상되는 합병증이나 향후 치료계획까지(정확성 50-70%) 말해줄 수 있습니다. 저자는 환자가 결정을 못 할 경우 영상 자료를 복사해서 병원 3곳을 방문하여 상태를 정확히 파악하고 그 중 신뢰가 가는 곳에서 수술받기를 권유합니다. 서울의 병원이나 명성이 있는 의사에게서 수술받고 싶으면 먼저 면담부터 해보시기 바랍니다. 질문에 친절히 답할 줄 아는 성실한 의사라면 행운입니다.

나머지 10-30% 확률로 수술 중 예상치 못한 변수가 나타나지만 외과의사는 상황에 따른 대응책을 수술 전 면담에서 충분히 설명해야 합니다. 미처 설명하지 않은 합병증이 생기면 의사를 불신하는 것으로 모자라 법적 문제로 비화될 수 있습니다. 수술 종료 시에는 전공의에게 수술 과정을 요약해주고 어려웠거나 미진한 부분이 있으면 추후 주의해서 살피도록 명확히 전달하고 대비해야 합니다. 환자 퇴원 시에는 전반적인 과정을 리뷰하고 부족한 점이 있었다면 새로운 환자에게서 다시 생기지 않도록 해야 합니다.

외과의 대표적인 합병증이라면 출혈, 누출, 장 폐쇄 등이 있습니다. 여기서는 저자 나름의 trick을 소개합니다.

1절 출혈

수술 중 출혈은 불가피하지만 예정된 수술(elective op.)에서는 거의 문제가 되지 않습니다. 패혈증이나 혈액암, 출혈성 질환. DIC 같은 경우는 위험이 높지만 외과의사는 최선을 다할 뿐이지요. 외과의사의 책략(strategy)은 **미리 예측해서 예방하고, 출혈이 발생하면 즉시 지혈하는 것**입니다. 예측을 잘하기 위해서 외과의사는 해부학과 수술층(surgical plane)에 능통해야 하며 영상 판독을 잘 해야 합니다.

1) 수술 전 평가

출혈과 관련된 검사실 소견과 영상자료를 충분히 검토해서 출혈이 될 수 있는 부위 및 출혈량을 예측합니다. 특히 혈관이나 수술층의 침범이 있는지 확인합니다. 적절한 지혈 도구를 준비하고 예상 출혈량에 맞추어 수혈도 준비합니다. 혈관 침범의 경우는 슬링, satinski 겸자, 디스크 달린 봉합사, 보조 지혈도구를 미리 준비해 둡니다.

2) 수술 중 처치

미리 잡고 자르고 출혈 즉시 지혈합니다. 지혈은 손으로 누르는 것이 가장 빠릅니다. 출혈점은 보통 번지는 방향의 반대편 끝에 있습니다.

1) 불가피한 혈관 절단이 필요하면 미리 절단 지점의 상, 하부를 지혈하고 자릅니다. 큰 출혈이 예상될 경우는 미리 손상될 혈관의 상, 하단에 슬링을 걸어 두어서 출혈이 생기면 바로 조여서 지혈한 후

해결합니다. 손은 가장 빠른 수단으로 시간을 벌어 지혈할 수 있습니다. 조건반사적으로 사용할 정도가 되어야 합니다. 위장관이나 대망 같은 조직은 왼손 2, 3번과 4, 5번 사이에 끼워서 절단 및 지혈할 수 있습니다(a).

2) 출혈이 생기면 즉시 지혈해서 깨끗한 수술 시야를 확보합니다. 즉시 지혈에는 개복수술일 경우 손이 가장 빠르고 원하는 대로(가변성) 움직입니다. 출혈 지점을 손가락으로 누르거나 넓은 영역이면 b처럼 영역을 누릅니다. 지혈 도구는 bobvie만 해도 큰 도움이 되는데 하모닉이나 리가슈를 적절히 선택하면 거의 출혈이 없습니다. 복강경 수술에는 이런 도구가 없으면 수술이 어렵습니다.

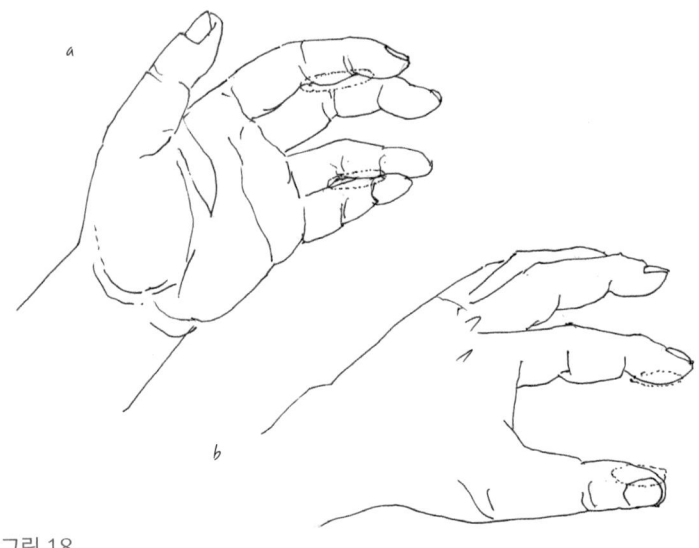

그림 18

3) 수술 후 대비

수술 후 출혈은 수술 중의 출혈량에 비례하는 경향이 있으므로 수술 중 출혈량을 줄이는 것이 관건입니다. 저자의 경우 대장암 수술 건당 평균 10-50 cc(거즈 1-2장) 정도입니다. 수술 후 출혈의 가능성이 있으면 빠른 발견을 위해 드레인을 거치합니다.

4) 지혈이 어려운 증례 및 해결법

1) 선골정맥총(sacral venous plexus) 출혈: 평소 습관대로 지혈겸자와 결찰술로 지혈하려다 망하는 대표적인 증례입니다. 개념 없이 겸자로 잡으려는 순간 흡인량보다 출혈량이 많으면 피가 차올라서 출혈 지점이 보이지 않는 경우가 많습니다. 1회 시도에 100-200 cc 정도는 쉽게 손실되고 몇 번 실패하면 마취과에 비상이 걸리며 병원에 있는 피를 다 가져와야 하지요. 기본적인 해부를 알면 겸자로 잡기 힘들다는 것을 알 수 있습니다. 3 mm 정도의 정맥이 선골에 납작 붙어서 그물 모양으로 연결되어 있고 선골 깊숙이 들어가는 perforating branch가 있어서 겸자로 잡으려고 하면 전면만 잡힌 채 출혈이 계속되거나 찢어져서 더욱 심해집니다(그림 19).
    - 주로 진행된 직장암이 후방(선골 쪽)침범이 있으면 생길 수 있으므로 술전에 충분히 설명되어 있어야 합니다. 평생 몇 번 경험하지 않지만 모르면 위험하므로 반드시 해부와 지혈법을 기억해두어야 합니다.

저자의 경험으로 **최선의 방법은 거즈 패킹으로 일단 지혈**한 채로, 여유를 가지고 조금 더 절제하거나 종양을 제거해서 충분한 공간을 확보한 후 거즈를 조금씩 빼면서 검지의 끝으로 대체해서 출혈을 막을 수 있으면 일단 성공적입니다. 먼저 검지 주변을 원형으로 연속 봉합

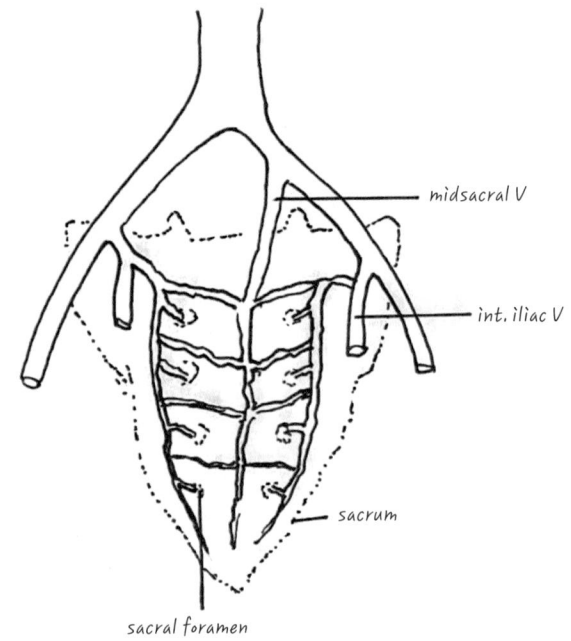

그림 19

하고(주변 네트워크를 차단) 그 후 중앙을 연속 봉합하고(perforating vein차단) 지혈 보조제를 추가합니다. 봉합의 첫 매듭은 (집도의는 한 손만 쓸 수 있고) 보조의사가 결찰할 경우 약한 장력만으로도 찢어지기 쉬우므로 결찰하지 않고 한쪽 끝에 루프를 만든 것이나 디스크가 달린 것으로 시작하고 가벼운 장력(겨우 누를 정도)으로 원형 봉합을 끝내고 나서 마지막에 결찰합니다(그림 20). 다행히 출혈은 정맥이므로 압력은 낮습니다. 실제로 출혈량이 너무 많아 포기하고 닫았는데 복압만으로 지혈되는 수도 있습니다. 봉합이 힘들어서 압정이나 나사를 쓴다는 논문은 보았지만 실효성은 없는 편이지요.

봉합이 실패하면 더 무리하지 말고 다시 거즈 패킹으로 지혈하고 거즈의 끝은 드레인처럼 거치하고 절개창을 닫고 지혈이 없으면 2-3일 후 서서히 거즈를 제거합니다. 안되면 재수술도 고려해야겠지만 더 어려운 상황이므로 전문가의 참여가 필요합니다.

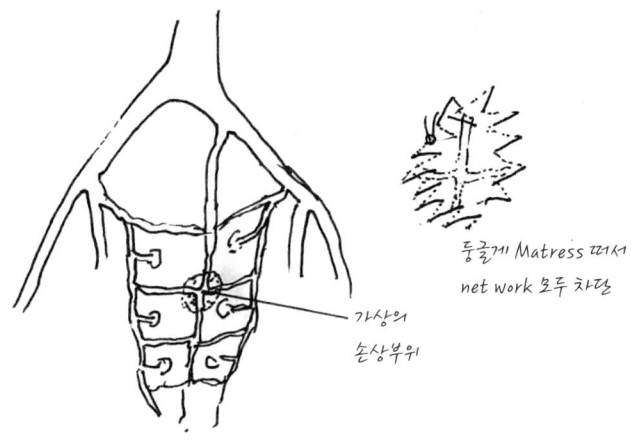

그림 20

2) 비장파열로 비장제거술을 할 경우 개복하는 순간 그동안 복압으로 약간 지혈되고 있던 상황이 압력이 없어져서 출혈이 감당하기 어려울 정도로 심해지고 흡인량보다 출혈량이 더 많으면 출혈부위가 보이지도 않아서 당황할 수 있습니다. 숙달된 외과의는 개복 후 왼손으로 비장을 움켜쥐어서 출혈을 줄이고 복벽 후방 및 측면에 거즈 패킹을 하고 splenocolic ligament를 열고 췌장미부에서 비장동정맥이 나오는 부위를 쥐고 지혈겸자로 잡으면 출혈은 거의 멎습니다. 소요시간은 3분 정도면 충분합니다. 남은 곳은 위장의 short gastric vessels에서 비장의 upper pole 쪽에 2-3개 들어가는 혈관을 절단하면 비장제거는 완료됩니다(그림 21).

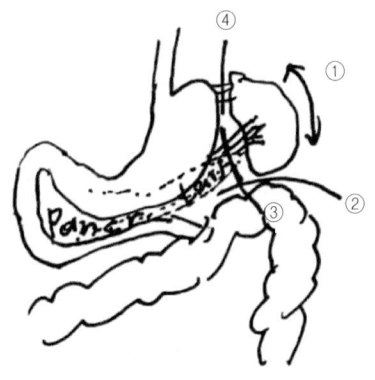

그림 21

    비장을 절반 이상 보존할 수 있으면 부분 절제도 가능한데 절단면의 처리가 어렵습니다. 두부처럼 약해서 실을 당기면 조직이 절단되고 출혈이 되므로 경험이 필요합니다. 소아에서는 가능한 보존하는 것이 유리합니다. 절단면 처리는 일단 엄지와 검자로 움켜쥐어 지혈한 상태에서 000-vicryl 또는 monocin으로 첫 매듭은 결찰하지 않고 역시 만들어 둔 루프나 디스크 달린 실로 시작해서 연속적으로 mattress suture 합니다.

3) 간 파열은 추락이나 교통사고 같은 감속 손상에서 흔히 생깁니다. 부위는 간을 지지하는 인대 근처에 잘 생깁니다. 전방이나 측방은 거즈 패킹으로 거의 해결됩니다. 후방의 간정맥 근처는 전문가의 영역입니다. 다행히 극히 드물지만 생기면 절반은 사망합니다. 간정맥 부위의 거즈 패킹은 대정맥이 눌리지 않게 복벽과 간 사이에 주의 깊게 해야 합니다. 실제로 간정맥과 대정맥은 인접하여서 패킹은 어렵습니다. 대정맥이 눌려지면 지혈은 됐는데 환자는 사망(iatrogenic death)할 수도 있습니다.

2절 누출

1. 수술 전 평가

　내강이 있는 장기의 수술 후 가장 심각한 합병증은 누출이고 재수술이나 패혈증 사망으로 발전할 수 있어 꼭 피하고 싶은 합병증입니다. 수술 후 누출률은 보통 1-3% 정도인데 이를 5배 정도 높이는 두 가지를 꼭 기억해야 합니다. 장 폐쇄증과 술전 방사선 치료를 받은 경우로서 반드시 추가적인 설명과 대비(예: 문합부 보호를 위한 장루)가 필요합니다. 장 폐쇄는 기간이 길수록 누출이 많지요.

2. 수술 중 처치

　혈행 유지를 잘 할 수 있게 문합부를 절단하는 것이 가장 중요하고 다음이 이미 언급한 봉합 기술입니다. 봉합기 같은 도구를 사용할 경우에는 봉합기술보다는 **절단 기술에서 이미 성공률이 결정**됩니다. 조직 두께도 고려해야 합니다.

1) 절단 기술에서 유의할 점은 장기별로 다른 혈액의 분포를 알아야 한다는 것입니다. 보통은 원칙적으로 두 혈관 분포 시역의 중간을 자르면 됩니다. 위장은 6개의 주된 동맥이 있고 점막하혈관의 네트워크가 풍부하여 1개의 동맥만 보존되어도 남은 부위를 어떤 각도로 잘라도 문제가 없다지요. 그러나 절단선이 너무 가깝거나 겹치게 되면 문제가 생길 수 있습니다. 소장의 경우는 장간막으로 혈관이 들어와서 양측으로 갈라져서 절반씩 담당하는데 반대편에서 보

면 지퍼처럼 교대로 분포되어 있습니다. 절단면이 장관과 수직으로 자르면(절단면이 원형) 한쪽 혈관은 가깝고 반대쪽은 멀게 잘립니다. 임상적으로 문제는 안 되겠지만 양쪽 혈관의 중간을 자르는 것이 이상적이지요(그림 22). 각도도 유의해야 합니다. 중간 그림이 가장 혈행이 좋습니다(그림 23).

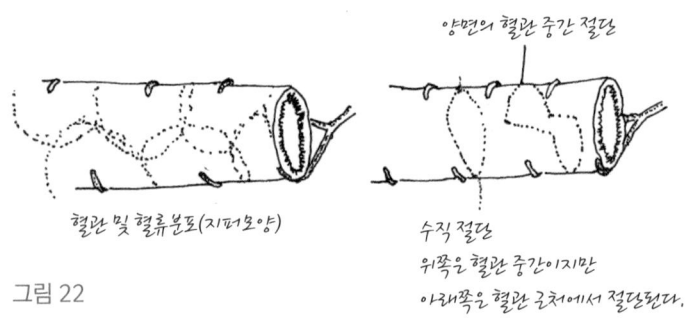

그림 22

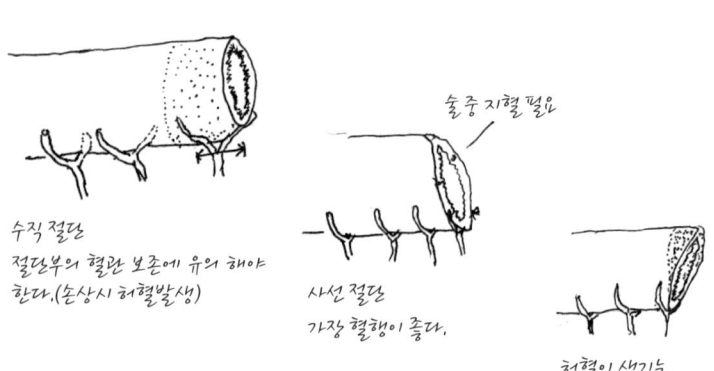

그림 23

대장은 소장에 비해 혈행이 불규칙합니다. 대장간막의 혈관도 사선으로 분포되거나, 반대편에서 넘어온 혈관도 있습니다. 3개의 결장뉴(teniae)를 통해서 장벽 내로 들어가는데 각도나 혈행을 확인해서 절단해야 합니다. 단순히 직각으로 자르면 혈액순환이 안 되는 부위가 포함될 경우 연결 후 괴사, 누출이 발생할 수 있습니다. 도구(TA)를 쓸 경우, 직선적이므로 특히 잘 살펴야 합니다.

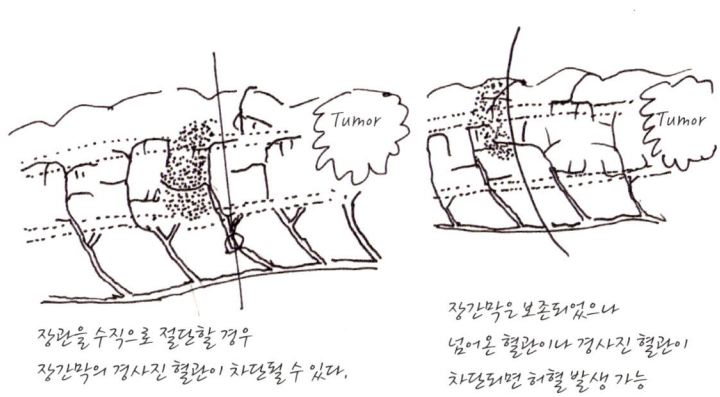

장관을 수직으로 절단할 경우
장간막의 경사진 혈관이 차단될 수 있다.

장간막은 보존되었으나
넘어온 혈관이나 경사진 혈관이
차단되면 허혈 발생 가능

그림 24

3. 도구를 사용하는 수술에서 흔한 문제점

1) 그림 25는 직장암의 저위전방절제술에서 흔히 하는 double stapling technique입니다. 먼저 TA로 절단할 때 절단각도를 유의하고(그림 23) EEA로 연결할 경우는 교차선을 고려해야 합니다. 보통 절단 후 anvil을 절단선의 중앙으로 뽑으면 2개의 교차선이 생

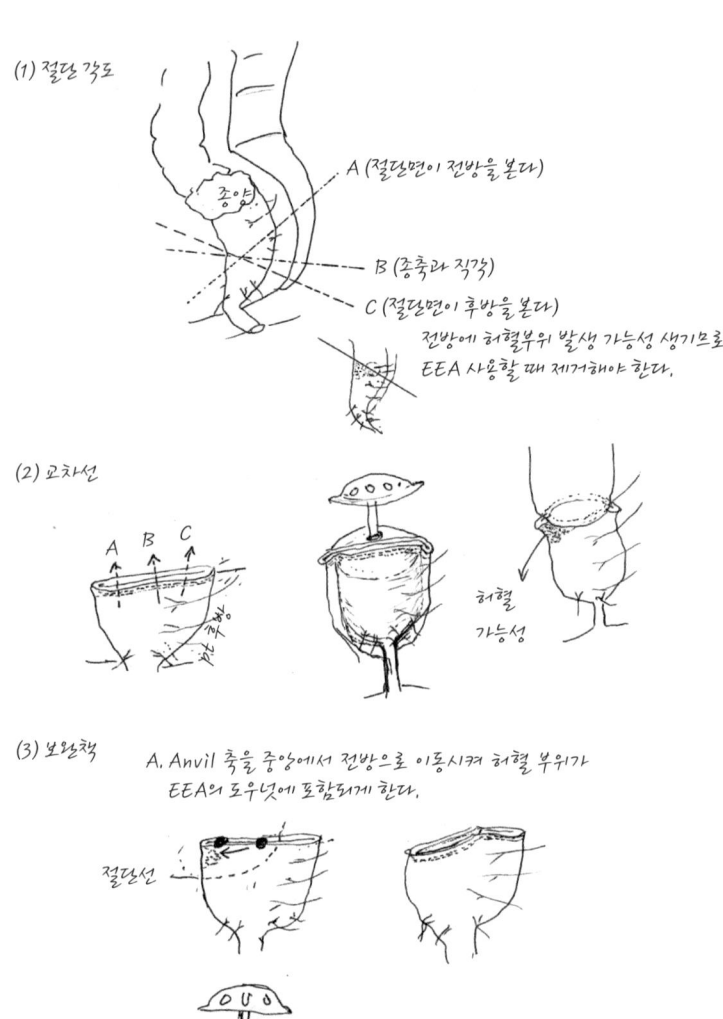

그림 25

깁니다. 교차선 2개 중 어느 쪽의 혈행이 안 좋을지 생각해봅시다. 교차선이 적은 것이 누출 위험이 낮으므로 Anvil의 축을 전방으로 이동시켜서 교차선 1개를 생기지 않게 하여 허혈부위를 예방하거나(보완책 A) 허혈 부위를 말아서(flip over) 축에 끼운 후 EEA로 절단하여 교차선을 없앱니다(보완책 B). 두 개의 교차선이 불가피한 경우는 허혈 부위를 내번시켜 감싸서 보완합니다(plication).

2) 교과서에도 볼 수 있는 대장낭-항문 문합술입니다. 전혀 문제가 없어 보이지만 이는 그림일 뿐이고 인체는 3-D이지요. 회장낭을 만들 때 GIA를 항문연결부에서 삽입해서 찍는 방법(그림 26)과 반대측에서 찍는 방법이 있는데 혈행은 어느 쪽이 유리할지 생각해봅시다. 전자의 경우는 회장낭을 만들 때 직선의 절단선이 생기고 회장낭과 항문의 연결을 EEA로 찍을 때 원형절단선이 생기므로 두 개의 절단선이 서로 접근(원형과 직선)이나 교차가 일어나서 허혈부위가 생깁니다(그림 27). 즉 농양이나 누출이 발생할 수 있지요. rectal cuff로 보완할 수 없는 경우는 피하는 게 좋습니다. 반대로 항문 반대편에서 GIA를 넣고 끝부분(1-4 cm)을 절단하지 않으면 허혈 부위가 생기지 않습니다(그림 28).

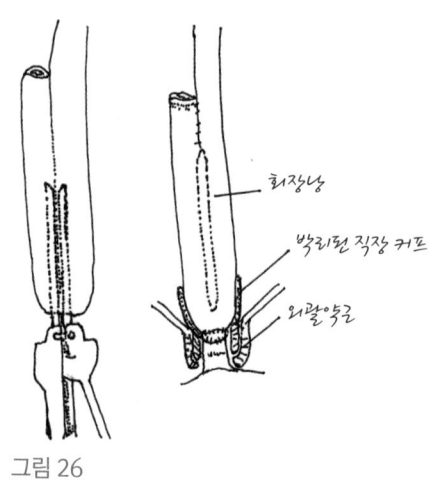

그림 26

전 대장절제술과 회장낭 항문 문합술

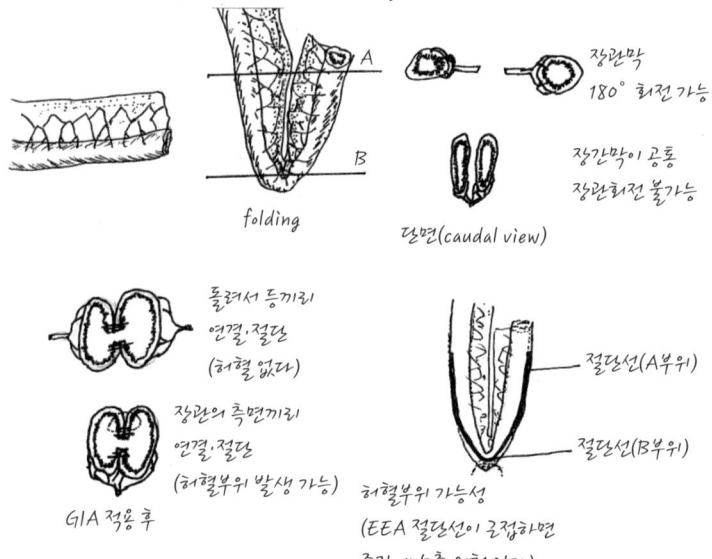

그림 27

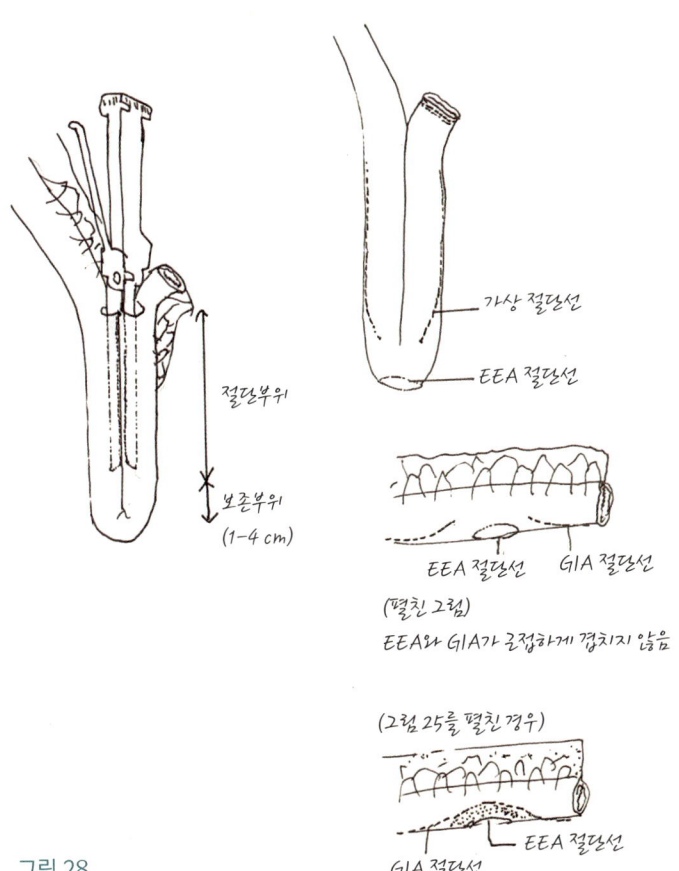

그림 28

4. 수술 후 대비

누출을 빨리 발견할 수 있게 드레인 거치

3절 장 폐쇄

1. 수술 전 평가

일반적으로 장 폐쇄의 가장 흔한 원인은 이전의 수술 병력입니다. 수술로 인한 손상이 염증반응을 일으켜서 섬유화(유착)가 생기고 일부에서 장 폐쇄를 일으킨다고 보면 최대한 손상을 피하는 것이 도움이 될 것입니다. 손상된 복막도 덮어줄 수 있지요.

2. 수술 중 처치

첫 수술일 경우는 손상을 피하기 위해서 노력합니다. 손상은 점상출혈이 생길 수 있는 미세한 접촉, 노출에 의한 저온, 거즈에 의한 마찰, 견인으로 인한 굴곡 등도 피하는 것이 좋습니다. 대장암의 개복 수술

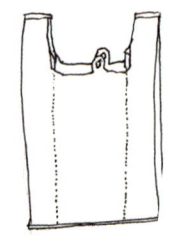

28 × 40 cm, whatever polyethylene bag EO gas sterilization

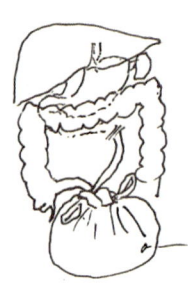

Entire samll bowel was wrapped with 50 cc of saline.

The plastic bag was tied up leaving room for 2 fingers to fit in

Small opening to remove trapped air duning wrapping.

그림 29

일 경우는 소장의 손상과 오염을 피하고 시야 확보가 좋은 비닐 백을 추천합니다. (「대한대장항문병학회지 12권 제2호(1996)」에 발표한 내용 참조)

이전 수술병력이 있다면 이전의 절개창을 연장한 정상부위로 열고 들어가서 이전 절개창에 붙어 있는 장관들을 세심하게 분리해서 손상을 피해야 합니다. 재수술은 첫 수술보다 3배 어렵다는 것이 통설이고 외과의사로서 수준의 척도가 됩니다.

수술 중 벽측 복막이 벗겨진 부위는 대망이나 장간막으로 덮어주고 장관이 직접 닿지 않는 것이 좋습니다. 가능한 원래의 위치대로 복원하는 것이 장 폐쇄의 예방에 유리할 것으로 생각합니다. 예를 들면 우반결장절제술 후 복막이 없어진 우측신장, 십이지장, 췌장두부를 연결한 소장의 간막으로 덮어주고, 연결부위의 소장은 최대한 펴줍니다. 좌반결장절제술 후에는 특히 하장간막동맥(IMA)이나 좌측신장을 공장 첫 부분의 장간막으로 덮어줍니다.

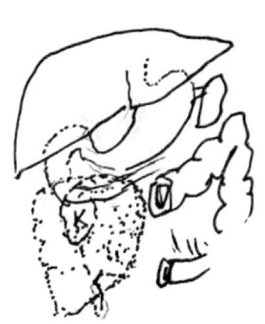

Denuded area: Rt kidney, duodenum, head of pancreas etc.

그림 30

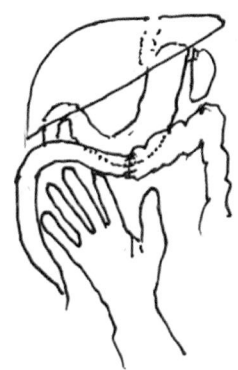

Denuded area was covered by the ileal mesentery.

4절 기타 합병증을 예방하기 위한 발상의 전환들

1. 복강경 12 mm 포트의 탈장 예방책

절개창을 횡방향으로 만들고 베레스 니들이나 포트를 천자할 때 돌출부가 복막에 도착하거나(느낌으로 알 수 있습니다), 복강경에 보이면 2-3 mm 정도 후퇴해서 1 cm 정도 횡방향으로 미끄러지게 한 후 복막을 뚫습니다. 복막의 구멍과 근막의 구멍이 따로 겹쳐지지 않아서 탈장이 예방됩니다(그림 31).

2. 장루주위탈장(parastomal hernia) 예방책

영구적인 장루는 횡단근막(tasversalis fascia)과 장을 고정할 때 근막의 절개부위에 장루를 고정하지 말고 절개창보다 1 cm 정도 떨어져서 고정하고 외측은 장루와 복벽을 5 cm 정도 붙여줍니다. 복압이 강해지면 셔터저럼 작용하여 장루돌출(protrusion)이나 장루주위탈장을 잘 생기지 않게 합니다(그림 32).

일시적인 장루(주로 회장루)는 피부만 장관과 고정하지 횡단근막이나 복벽은 고정하지 않습니다.

고정하는 사람도 있지만 후일 복원할 경우 장관의 손상이 심해지고 시간도 더 걸리고 결국 장관을 절단하고 단단문합(end to end)을 해야 하는 경우가 생깁니다. 장루의 방향도 늘 일정하게 해야 복원할 때 편하고 손상이 적습니다. 장루피부를 지갑끈(purse string) 봉합하는

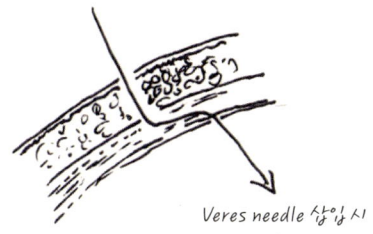

그림 31

Veres needle 삽입 시
transversalis fascia에 도착하면 약간 뒤로
빼서 1 cm 정도 옆으로 미끄러지면서 천자

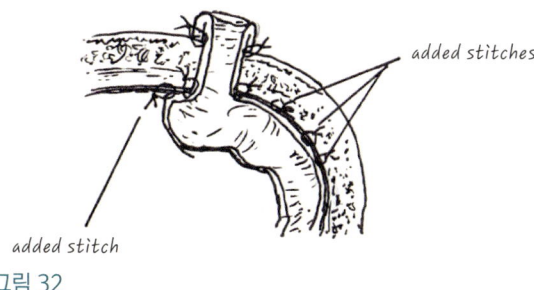

added stitches

added stitch

그림 32

것도 추천하지 않습니다. 봉합의 위와 아래가 볼록해집니다. 비만이 심할수록 더 볼록합니다.

3. 정중절개 방법

배꼽에서 xiphoid process까지는 linea alba의 폭이 1-2 cm라 양분하기가 쉽습니다. 배꼽에서 치골까지는 폭이 1-2 mm라 정중절개가 불가능하지요. 저자는 linea alba를 중심으로 지그재그 형식의 절개를 선호합니다. 한쪽으로 치우친 절개는 실제로는 paramedian incision이 되는데, 지그재그는 후일의 절개창 탈장이 적고, 창상위축으로 상체가 구부정해지는 것도 약간 덜할 것이라 생각됩니다(그림 33).

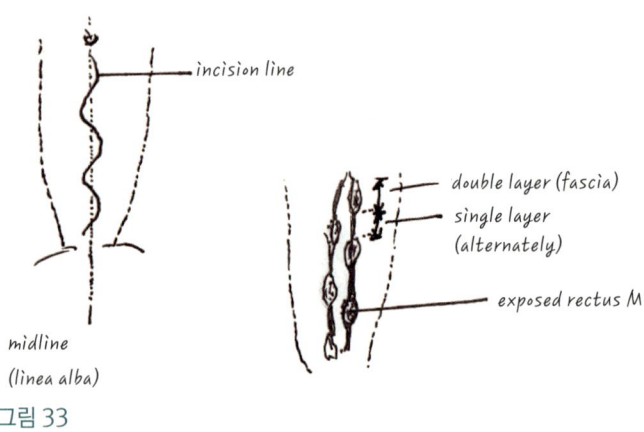

그림 33

4. 직경 차이가 큰 장관의 문합방법

장 폐쇄가 있으면 근위부는 팽창되고 원위부는 정상크기라 직경 차이가 납니다. 여러 가지 방법이 있는데 저자는 주로 바로 연결(end to end anastmosis)하는 것을 선호합니다. 팽창된 장도 시간이 지나면 정상으로 돌아오기 때문이지요. 양측 장간막을 고정봉합하고 반대편은 각각 stay suture로 당기면 삼각형 모양이 됩니다. 장간막에서부터 문합 시작하는데 양끝 선(traction sutures)에 평행인 지점을 문합해 나갑니다. 문합 후 어느 쪽이 남는 일이 없습니다. 중학교 때 배운 기하학 원리지요.

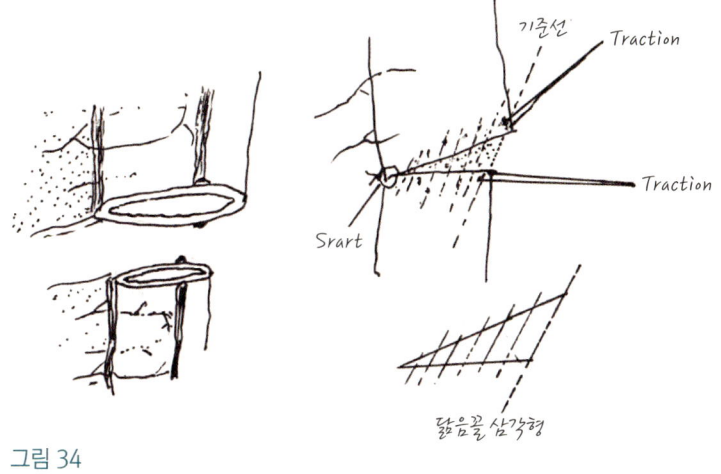

그림 34

5. 수술 후 당일 권하는 운동
사소해 보여도 중요한 것들

요즘 환자분들은 70세 이상의 고령자가 많고, 당뇨나 고혈압은 기본이고 심장질환으로 매일 약을 먹어야 하는 분들이 많습니다. 암 수술 같이 범위가 큰 수술을 하는 경우, 움직이기도 힘들어하고 꼼짝도 않고 침대에 누워 있어야 하는 줄 아는 사람도 많습니다.

저자는 환자의 빠른 회복을 돕고 합병증을 예방하기 위해서 간단한 두 가지 운동을 고안하였고 모든 환자의 수술 전 면담에서 운동을 설명하고 몇 번 실습을 하고 수술을 합니다. 한마디로 요약하면 "크게 하품하고 기지개 켜는 동작"을 연상하면 됩니다.

첫째는 "**하품하듯 크게 숨쉬고 양반처럼 기침하는 것**"입니다. 의사들은 심호흡과 기침으로 객담배출을 지시하지만 환자는 통증으로 숨도 크게 쉬지 않으려 합니다. 제대로 하는지 반드시 확인해야 합니다. 수술 전에 손으로 절개창을 고정시켜서 통증을 줄이고 크게 기침하는 실습을 하고 강조해야 합니다. 수술 후 가장 많은 합병증인 무기폐나 폐렴을 예방하는 효과가 있습니다.

　두 번째 운동은 **"기지개 켜듯 장딴지 늘리기"** 운동입니다. 가만히 누워서도 발목을 위로 젖혀 몇 초간 유지하는 동작입니다. 두발을 동시에 하기도 하고 교대로 하기도 하고 양팔도 같이 하기도 합니다. 흔히 기지개를 켜면서 관절을 뻗어보는 동작으로 생각하시면 됩니다. 더 여력이 있으면 누워서 무릎을 구부리거나, 보호자가 장딴지 마사지를 해 주어도 좋습니다. 혈전증과 색전증이라는 무서운 합병증을 예방하고 기분전환의 효과도 있습니다.

　수술 당일 권하는 이 두가지 운동은 간단하지만 치명적인 합병증을 예방하는 효과가 있습니다. 반드시 하시기 바랍니다.

　수술 다음 날은 보통 걷기를 시키고 장 폐쇄가 없는 환자는 물을 500 cc 이내에서 원하는 만큼 마시도록 합니다. 역시 창자의 연결이 치유되는데 큰 지장이 없으면서 기분전환의 효과를 줍니다. 환자가 가장 불편해하는 비위관이나 도뇨관은 가능한 한 하지 않거나, 조기에 제거합니다. 저자가 전공의 시절에는 위암 수술에는 반드시 수술 전에 비위관을 꽂았고 수술 후 며칠이 지나야 제거하는 것이 관행이었습니다. 당시 고신대 이승도 교수님이 주관한 논문으로 장 폐쇄가 없는 위장 수술에는 비위관이 필요 없다는 결론을 얻었고 국내 학회에 발표도 하였습니다. 고신대에서는 실제로 그렇게 하고 있어 환자들의 불편을 많이 줄였습니다.

3장

대장암 수술 생각해보기

 암은 아직도 환자에게는 사형선고처럼 여겨지는 힘든 질환입니다. 저자는 1992년 고신의대 외과 대장항문과를 개설한 이래 3,000여 건의 대장암 수술을 해왔지요. 양성 질환의 수술과 다른 암 수술의 특징과 저자가 개발한 수술 방법들과 근저에 깔린 생각을 소개합니다.

1. 암 수술의 특징

1) 암 수술은 현재로서는 치료법 중 가장 치료율(평균 50%)이 높습니다. 수술로 완치가 기대될 수 있으면 수술이 원칙이고 항암치료나 방사선이나 면역치료는 단독으로는 사용되지 않고 수술의 보조치료로 사용됩니다. 수술로 완치가 어려운 경우에는 항암치료가 주된 치료 방법이 될 수 있지만 저자의 몇 천명 환자 중 완치된 경우는 한 사람뿐이었습니다.

2) 외과의사가 최선을 다해서 암을 잘 제거했더라도 그 성과는 통상 환자의 병기를 넘기 어렵습니다. 반대로 제거를 못 한 경우 환자는 재발 및 사망에 이릅니다. 즉, 잘한 경우는 성과가 미미하지만 못한 경우는 확실하지요. 일단 완전히 제거하고 봐야 하므로 **의사의 기술 수준이 중요**합니다. 완치가 힘든 4기암 환자가 완치되거나 3기암 환자의 생존율이 높은 것은 최선을 다한 외과의사의 가장 큰 기쁨입니다.

3) 수술 과정에서 발생한 실패는 외과의사밖에는 알 수 없고 그 결과도 몇 년 후에 나타나므로 암이 자연적으로 재발한 것인지 외과의사의 실패 탓인지 알 수 없게 됩니다. 따라서 **외과의사의 높은 도덕성이 요구되지요**. 실제로 어려운 절제수술을 못 하고 측로성형술(bypass op.)만 하고 보호자에게 환자상태가 너무 심해서 수술하면 생명이 위험하므로 측로성형술이 최선이었다고 하는 의사도 보았습니다. 문제는 그런 일이 다른 의사들보다 자주 있었다는 것이지요.

2. 저자의 역점

간혹 수술을 거부하는 사람들의 논지는 "수술하고 병이 확 퍼져서 사망한 사람을 많이 봤다"는 것입니다. 앞서 설명한 암 수술의 특징을 보면 아주 허황한 소리는 아닐 것입니다. 저자는 **수술로 인한 암의 전파가 없어야 하고, 암을 모두 제거해야 한다**고 믿습니다. 진행되어 다른 장기를 침범한 경우에도 수술 전 CT나 MRI를 철저히 보면 절제가능성을 예측할 수 있으므로 포기하지 말고 수술 전 관련 전문의와 상담(다학제 진료)을 하고 대비해야 합니다.

3. 수술방법

두 가지 **핵심은** no touch isolation technique과 가능한 종양의 전파경로를 **선제적으로** **차단**하는 것입니다.

1) 종양을 직접 만지거나 당기지 않고 잘려 나갈 부위를 잡고 당깁니다. 절단 순서는 혈관 및 림프조직을 기시부에서 차단하고 다음은 장간막, 장관 순서로 절단합니다.

2) 종양의 전파는 보통 6가지 경로가 알려져 있습니다. 혈류 및 림프관을 통해서 종양세포가 떨어져서 다른 장기로 가거나, 접촉에 의한 직접 침범, 장관벽(intramural)을 따라 전파되거나, 장관내강(intraluminal)을 따라 전파되거나, 종양세포가 떨어져 복강 내로 파종(seeding)되는 경로가 있지요.

3) 포타딘 3회 사용: 개복수술의 경우 종양이 장벽을 뚫고 나왔다고 (t3) 생각되면 포타딘 용액을 10 cc 정도 종양 주변과 Douglas pouch에 뿌려주면 수술 전에 오염되었거나 수술 과정에서 떨어지는 종양세포를 사멸시킬 수 있습니다. 직장암의 경우 수술을 시작할 때 항문관 내로 포타딘 용액을 10 cc 넣어줍니다. 장관내강에 떨어져 있던 종양세포를 사멸시킵니다. 종양을 제거한 후에도 절단면을 포타딘으로 닦아줍니다(장관 강내 종양세포의 오염을 차단).

4) 소장을 비닐 백으로 싸서 수술 중 종양세포의 소장 및 소장간막 전파를 예방합니다.

(쉬어 가기). 수술 전 스텐트의 공과를 생각해봅시다

폐쇄성 대장암을 스텐트로 팽창시켜 폐쇄를 해결하고 며칠 후 장관전처치 후 수술하는 것은 수술 후 누출의 위험성을 낮추고, 두 번 수술할 것을 1번에 할 수 있어 널리 사용되고 있는 실정입니다. 단점으로는 폐쇄 종양을 억지로 팽창시켜 종양이 파열되거나, 해도 폐쇄가 해결되지 않거나 스텐트 철망이 종양을 밀어내면서 혈행 및 림프관 전파나 종양의 외부가 파열되면서 복막 파종이 생길 가능성이 있습니다. 물론 당시에는 알 수 없고 후에 재발되어도 스텐트 때문인지 종양의 자연스런 진행인지 알 수 없습니다. 앞서 언급한 도덕성의 문제이지요. 환자가 의사인 당신의 가족이라면 스텐트를 먼저 할 것인지, 바로 수술할 것인지……. 당신의 판단과 선택은?

스텐트 옹호론자들은 스텐트를 사용해도 생존율이 차이가 없고, 수술이 편하고 누출률도 낮추는 것을 당연히 해야 한다고 주장합니다. 스텐트 회사가 지원한 논문이라면 스텐트로 인한 손해가 없다는 통계를 제시하겠지요. 항암제 논문도 같은 실정입니다. FDA 승인을 위한 논문의 90%가 제약회사 스폰서라는 통계도 있습니다. 그걸 무비판적으로 믿어도 될까요? 보통 새로운 항암치료를 소개하는 경우는 효과가 대략 80% 선으로 나오지만 몇 년 지나면 20-30%라고 밝혀지는 것은 흔히 있는 일입니다.

저자는 절제가능한 암은 절대로 스텐트를 사용하지 않습니다. 스텐트로 종양을 부수고 며칠 후 수술한다는 것은 종양 전파의 위험을 분명히 증가시킵니다(단 최소한 몇 달이 지나야 알 수 있어 수술 직후에는 알 수 없습니다). 모든 외과의사들이 종양 수술의 기본으로 행하고 있는 no touch isolation을 위배하는 것입니다. 저자는 수술의 불편과 누출의 위험 문제는 수술로 해결해야지, 환자의 암 재발 가능성을 높이는 스텐트는 교환 대상이 될 수 없다는 생각입니다. 폐쇄성 대장암을 바로 수술할 경우 저자의 누출률은 1-5% 정도인데 스텐트 거치의 합병증도 그 정도입니다. 그런데 암 재발 가능성까지 높이는 처치를 굳이 왜 해야 할까요? 통계적 차이는 95%의 차이가 나야 인정되는데 그런 차이가 나지 않아도 가능성만으로 환자를 위해 수고와 최선을 다하는 것이 어리석음으로 보이는 세태가 불편할 뿐입니다. 단, 이미 암이 퍼져서 수술을 통한 제거가 불가능한 경우 스텐트는 좋은 수단이 됩니다.

4장

좋은 외과의사의 조건

 의사들은 타인의 생명이라는 짐을 지고 있습니다. 특히 외과의사는 신체에 해가 될 수 있는 수술을 하기 때문에 실패할 경우 더 책임을 느끼지요. 수술을 잘못해서 죽었다는 말은 가끔 듣지만 약을 잘못 써서 죽었다는 말은 들어본 적 없습니다. 열심히 해도 1-5% 정도의 합병증은 반드시 생기고 그런 일이 발생할 경우 오로지 의사 자신이 감당해야 합니다. 협박을 듣거나 칼에 찔리고 드물게 의사가 사망하는 경우도 있습니다. 때로는 법정에 서기도 합니다. 외과의사가 된 것이 후회스럽고 수술을 포기하고 싶은 순간을 겪지 않은 외과의사는 없습니다. 기쁨이 큰 만큼 고통도 큽니다. "잘 안되면 어떻게 하지?" 걱정하는 성격은 외과의사와 맞지 않습니다. 어렵지만 최선을 다해서 도전하고 결과를 겸허히 수용하는 사람이 좋은 외과의사가 될 수 있습니다. 긍정적 사고방식과 용기가 필요합니다. 훈련으로 얻기 어려운, 다분히 선천적인 성격이지요.

다음으로는 자신을 최적의 상태로 관리해야 합니다. 자신을 이기는 것은 어렵습니다. 피곤함 속에서 엉덩이만 붙이면 잠들 수 있고, 친구들과 즐거운 술자리도 내일 수술을 위해 먼저 일어서야 합니다. 체력관리를 위해 꾸준히 운동하고 술, 담배를 멀리 해야 하며, 늘 새로운 이론과 방법, 도구, 약제가 소개되므로 공부가 취미여야 합니다. 대인관계도 원만하고 가정생활도 행복해야 합니다. 자신이 행복하고 건강해야 즐거이 남을 도울 수 있습니다.

마지막으로, 외과의사의 능력만으로 국한시켜서 말하자면 두 가지를 갖추어야 합니다. 정확한 의사결정(decision making)과 그것을 시행할 수 있는 완벽한 기술이지요.

의사결정을 위해서 필요한 것은 본질을 파악하는 능력을 비롯해 지식과 경험이 축적되어야 합니다. 지금 이 방법이 진정 최선인가 의문을 가지고 더 나은 방법을 찾고 다시 검증하며 우선순위를 매기고 체계화해야 합니다. 끊임없이 탐구하지 않으면 정체되고 뒤처지게 됩니다. 늘 예상하고 대비하며 결과가 나올 때마다 검증을 거치다 보면 조금씩 진보합니다. 완벽한 기술의 모든 것은, 이미 계속해서 말해왔듯이 기본기에서 출발합니다.

어느 것도 쉬운 것은 없습니다. 결론적으로 이 모든 것을 가능케 하는 것은 환자에 대한 사랑과 정열이 원동력이라고 할 수 있지요. 최선을 다해도 실패는 당연히 겪게 마련입니다. 좌절하지 말고 더욱 노력할 것을 다짐하며 소명의식을 안고 한세상 살아갑시다.

How to become a Better surgeon?

- **Decision making**
- **Perfect skills**

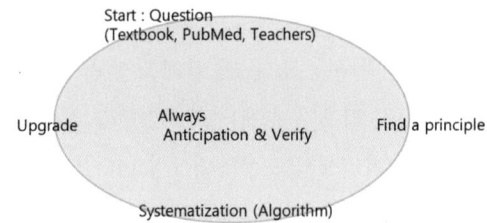

1부 맺음말

 허점 없는 기술과 최적의 판단으로 최선의 결과를 꿈꾸는 이들이 바로 외과의사입니다. 어차피 30년의 세월을 담을 수 없으므로 브레인스토밍이란 제목처럼 제약 없이 저자의 사고방식과 몇 가지 수술의 요점을 두서없이 정리해 보았습니다. 다른 의사들의 방식에도 필연적인 이유가 있을 것입니다. 심지어 자신의 손기술이 도구보다 못하므로 도구를 쓴다는 사람도 말입니다. 논리가 타당하고 통계적 검증이 따른다면 얼마든지 토론해야지요.

 전공의들과 첫 회식에서 늘 하는 이야기가 있습니다. 선배들의 가르침이나 교과서를 비판 없이 믿지 말고, 어떤 방향으로든 의심해 봄으로써 더 좋은 방법을 고민해 보라고. 부디 이 책이 전공의들이 유연한 사고방식을 갖는 데 도움이 되기를 바랍니다.

**2
부**

귀한 만남

후회 없는 수술을 받으려면

외과의사로 살아가기

교감의 순간들

1장

후회 없는 수술을 받으려면

　수술은 본인뿐만 아니라 가족까지 힘들게 합니다. 특히 암처럼 심각한 경우는 환자는 당황하게 되고 성격에 따라 받아들이는 태도와 대처가 다르고 결과가 달라집니다. 암을 사형선고로 받아들이고 좌절하고 심하면 공포에 자살하는 사람도 보았습니다. 반대로 무의식적으로 경시하고 명의나 현대의학에 맹목적으로 매달려 자신을 안심시키기도 합니다. 저자는 암수술을 주로 해왔기 때문에 어떻게 하는 것이 가장 지혜로운 대처인지 외과의사로서 생각해오던 것을 말씀드립니다.

암을 인정합시다

가장 먼저 해야 할 일은 암을 수용하는 것입니다.

증례 1 병원 수술실 간호사의 이모가 되는, 42세 여성이 소장암으로 다시 수술을 받게 되었습니다. 그녀는 12년 전 위암으로 위를 전부 절제하였고 식도와 소장을 직접 연결하는 수술을 받았습니다. 위 수술 전에 갓 태어난 여아가 있어서 "심청이 엄마가 되지나 않을까, 울고 또 울고, 울었다던" 내용이 담긴 편지를 저에게 주었던 기억이 생생합니다. 수술 후 재발 검사에서 5년이 지나 완치 판정을 받았는데, 이제 다시 식도와 연결한 소장에 암이 생긴 것입니다. 억장이 무너지는 심정으로 다시 나와 만나는 자리에서 "초범도 아니고 남편 볼 낯이 없다."고 말씀하시더군요.

증례 2 혼자 살아온 50대 여성이 다른 병원에서 직장암 진단을 받았으나 정작 같이 다니던 친구만 그 사실을 들었고 친구는 환자에게 숨긴 채로 같이 병원에 왔습니다. 환자 역시 짐작이 가는지 처음 묻는 말이 "암이지요?"였고, 저자는 "그렇다."고 대답하였습니다. 그녀는 30대에 자궁외임신으로 자궁까지 제거하여서 아이를 낳지 못했고 결국 이혼당하여 혼자 살아왔다고 했습니다. 여성이 혼자 살면 깔보고 집적대는 인간이 얼마나 많았을지 짐작이 갔지요. 그녀는 울음을 멈추지 않았고, "내가 남에게 못할 짓을 한 것도 아닌데 왜 이런 병이 걸린다 말인가?"하고 하소연하였습니다.

사람들은 병이 들면 내가 무슨 죄를 지었기에 이런 벌을 받는가 하고 많이들 살아온 삶을 돌아보며 자책합니다. 왜 내게만 이런 일이 생기는지 억울해하기도 하지요. 특히 사형선고로 받아들여지는 암은 심합니다. 때론 주위 사람들에게 화를 내며 자신과 타인을 괴롭히지요. 진단 후에나 치료 과정에서 견디지 못하고 자살하는 사람도 있었습니다. 심지어 늙는다는 자연 현상도 마음으로 받아들이지 못해서 성형수술도 해보고, 운동 또한 열심히 하던 어떤 여배우는 인기에 연연하다 우울증에 자살한 일도 있었습니다. 사람들은 병이나 죽음은 남들의 일이고 자신과는 상관없다고 믿고 지내지만 실제로는 아주 가까이 있습니다. 평소 생활 습관으로 병을 멀리할 수는 있지만 시간 문제지요.

늙고 병드는 것 그리고 죽음은 태어난 것들의 숙명입니다. 내가 지은 죄의 탓도 아니고 내게 절대 와서는 안 될 것이 재수 없게 온 것도 아닙니다. 남을 원망할 이유도 없습니다. 때가 온 것뿐입니다. 머리가 하얗게 세고 주름이 지는 것이 당연하듯 병도 당연히 생기는 것에 가깝습니다. 그뿐입니다. 그런데 암에도 좋은 점이 있습니다. 구체적으로 죽음의 시기를 어느 정도 예상할 수 있어서 죽음을 예비할 시간을 주고, 우리 사회 구성원을 젊게 유지시켜 주지요. 암 진단을 듣는 순간 담담하기란 어렵겠지만, 결국은 현실을 받아들이고 차분한 마음으로 의사와 상의하여 가능한 한 병을 치료하며 또한 현재를 마무리하고 뒷일을 예비하는 것이 바른 태도라고 생각합니다. **죄책감이나 분노, 화풀이는 짧을수록 좋습니다.**

그러나 엄밀히 말하자면 저자는 암진단을 듣는 순간을 관찰자로서 바라보며 여기까지 왔을 뿐이기 때문에, 막상 나 자신이 그 입장이 된다면 이런 말을 꺼내지 못할 수 있을 것입니다.

수술 전에 최소한 3명의 외과의사와 상담하시기 바랍니다

 암이라는 진단을 듣는 순간, 귀를 믿을 수 없고 내 차트가 맞는지 확인도 하고, 내가 무슨 죄를 지었는가 하늘을 원망도 합니다. 한참 지나고 정신을 추스르게 되면 가족과 상담도 하고 인터넷을 찾아서 명의도 알아보고 지인 중에서 수술받은 분의 조언도 듣습니다. 더 해로운 것은 수술 경험도 없는 사람들의 "입 부조"입니다. 잘 아는 척하는 사람들의 책임 없고 사실과 동 떨어진 말에도 연약해진 심령은 현혹되고, 괴로운 현실을 도피하고 싶어서 실낱같은 정보에도 마음속으로 의지하고 우상화해서 굳게 믿어 버립니다. "간 수술은 ○○병원이 최고다, 역시 서울이 수준이 높고, 어느 의사가 최고다……" 등의 말입니다. 그러나 진실과는 거리가 멀다는 것을 외과의사들은 알지만 환자들은 장님들이 코끼리 만지는 식으로 한 마디에 집착하게 됩니다. 믿을 수 있을 것 같은 인터넷 정보도 왜곡된 것이 많습니다. 심지어 알바도 활동합니다

 수술하고 나서 문제가 생겨서 여러 외과를 전전하는 사람들이 많습니다. 예를 들면 치질은 간단한 병이라고 생각하고 당일 바로 수술받고 문제가 생겨서 재수술을 몇 번 받거나, 심지어 소송도 하고, 평생 후회하는 사람도 있습니다. 하고 나면 되돌릴 수 없는 것이 수술입니다. **수술 전에 충분히 알아보고 신중히 결정하시기 바랍니다.** 암 같은 경우는 생사가 갈리기도 합니다. 외과의사로서 이런 안타까운 후회를 지켜보았고, 내가 환자라면 어떻게 하는 것이 가장 좋을지 생각한 것

들을 말씀드립니다. 암 환자를 위주로 한 조언이지만 간단한 수술에도 적용됩니다.

첫째, 가장 먼저 해야 할 것은 CT(전산화 단층촬영)촬영입니다. CT가 나오면 외과의사는 다가올 수술과 치료에 관해 80-90%의 정확성으로 예측이 가능합니다. 그리고 가장 좋은 치료법, 합병증 가능성 등을 이야기해줄 수 있습니다.

둘째, CT를 지참하고, 명석한 친척을 동반하시고, 질문 리스트도 준비하고, 진료실에 3명 이상이 들어와서 설명을 듣기 바랍니다. 조금의 의문도 남지 않도록 대화해야 합니다. 육친은 이성을 잃은 경우가 많아 제대로 대화가 안 될 경우가 많습니다.

셋째, 반드시 3인 이상의 외과의사를 만나 보시기 바랍니다. 객관적인 견해를 가질 수 있습니다. 우리나라처럼 의사 면담이 쉽고 저렴한 곳이 없습니다. 서울이 좋다고 생각하면 서울도 가보고 지방의 대학병원도 가보셔서 비교하기 바랍니다. 수술 전에 충분히 상담해서 병을 알고 그 후의 예측하고 그 후 외과의사를 결정하십시오. 외과의사는 수술 치료에서 결정적인 역할을 합니다. 모든 외과의사가 동일한 치료를 할 것이라고 생각하겠지만 전혀 아닙니다. 병이 초기라면 차이가 없겠지만, 심하게 진행되어 다른 장기에 침범이 있으면 어떤 의사는 포기를 이야기하는데 어떤 의사는 수술이 가능하다고 이야기합니다. 이런 경우는 생사가 갈리기도 합니다. 서울과 지방의 수술 기술과 장비의 수준은 차이가 없습니다. 지역이 아니고 의사 개인의 능력 차이는 있습니다.

넷째, 의사가 신뢰할 만한지, 책임감이 있는지도 고려 요소입니다. 면담시간이 길다고 눈치 주거나 말은 자르는 사람은 글쎄요? 생명이 걸린 이야기를 귀찮게 여긴다면……

결론적으로 저의 조언을 참조하여서 3명 이상의 외과의사와 귀한 시간, 만남을 이루고 최선의 결과를 얻기 바랍니다. 간혹 서울에서 수술하고 지방에서 치료받겠다는 분도 있는데 항암치료 정도는 가능하지만 수술과 관련된 문제가 생긴 경우 제때 책임 있는 치료를 못 받을 수가 있습니다. 모든 외과의사들은 자기가 수술하지 않은 환자를 다시 수술하기 싫어합니다. 수술하면 마지막 수술 의사가 책임을 지게 되므로 수술한 병원으로 가라고 하는 것이 일반적입니다.

환자가 짐작도 못 하는 외과의사의 유형

– 가상의 질문

먼저 몇 가지 예를 들고 독자들의 선택을 묻겠습니다.

증례 1 비장이 파열된 어린이가 수술을 받게 되었습니다. 비장 전체를 제거하는 수술(비장전절제술)은 간단하고 수술 후 합병증도 적지요. 그러므로 우선 생명의 위험 또한 적습니다. 그러나 이 경우 몇 년이 지난 뒤에 1%의 환자가 갑자기 패혈증으로 급사할 수도 있습니다. 그래서 최소한 비장을 절반 이상 보존하는 것이 장기적으로 환자에게 유리합니다. 그러나 비장을 보존하기 위해서 심한 부분만 잘라내는 부분절제술이나 지혈봉합은 고도의 기술이 필요하고 수술 후 출혈의 위험성도 전절제술보다 높습니다.

증례 2 암 수술의 경우 더욱 차이가 큽니다. 진행되어 주위 조직에 침범된 것을 모두 제거할 경우 우선 수술 위험성이 높고 시간도 배로 드는데 그에 비해 완치율은 조금밖에 높이질 못합니다. 그러나 암을 제거하지 않고 새 길만 만드는 측로 형성술(bypass operation)은 수술 시간도 짧고 수술 후 합병증이 생길 가능성도 낮습니다. 대신 암이 남아 있어 완치는 포기해야 합니다. (혹시 측로형성술만 하고 항암치료를 하자고 했다면 완치를 기대할 수 없습니다. 저자의 3천 여명 환자 중 항암으로 완치된 경우는 1건 밖에 없었습니다.)

그런 속사정을 환자나 보호자가 짐작할 수 있을까요? 의사가 자신의 입맛에 맞게 각색하여 설명할 경우 알아차릴 수 있을까요? 예를 들면 절제 가능한 암을 수술이 커지거나 자신이 없어 측로성형술만 하고 보호자에게는 암이 심해서 절제가 불가능하다고 설명하면 누구도 알 수 없습니다. 그 환자의 수술 전 CT를 같이 봐서 절제 가능성을 아는 다른 교수들도 "왜 절제가 안 되었지?"라고 의심할 수는 있지만 수술 의사가 말하는 것을 반박할 수는 없습니다. 수술하는 의사가 수술 중에 결정한 사실을 다른 의사들은 개입할 수 없습니다. 유달리 측로성형술을 많이 하는 의사가 있는가 하면 절제가 힘든 암까지 확대 수술하여 제거를 시도하는 의사가 있습니다. 시간이 흘러서 그 수술에 참여했던 전공의나 간호사들에 의해서 드러나고 교수들도 알게 되어 그 의사를 기피하게 되었습니다.

어떻게 의사를 선택해야 하는 가?

– 선택 방법에 따른 허실

1. 유명한 사람

　가장 흔한 방법이 유명한 의사를 찾는 것입니다. 특히 매스컴에 나왔던 의사를 선호하는 경향이 있습니다. 그래서 서울 쪽으로 수술받으러 가는 사람들이 많아졌습니다. 특히 고속철이 된 다음에는 더하지요. 요즘 수술 장면을 보여주는 유선방송이 많아지고 있습니다. 출연 의사는 거의 한정되어 있습니다. 방송사와 친분이 있거나 가까운 지역의(서울) 의사들이 단골로 주로 등장합니다. 간혹 전혀 어울리지 않게 어눌하거나 반대로 재치가 있으면 오락 프로그램에 자주 보이는 분도 있습니다. 거의 서울 사람들입니다. 그러나 방송사의 연출된 모습과 실제의 인성이나 수술 솜씨는 관련이 없습니다. 세련된 태도나 말솜씨는 좋을 것으로 예상됩니다.

2. 직 · 간접 소문으로 의사를 고를 경우

　의사와 면담을 기다리는 동안, 보통 그 의사의 진료를 받는 수십 명의 환자들을 만나볼 수 있고 자연스럽게 얘기를 나누게 되고 조언을 들을 수 있습니다. 환자는 우선 자신의 수술 결과만으로 모든 것을 판단하는 경향이 있습니다. 또한 환자는 무의식적으로 자신을 집도한 의사를 최고라고 믿고 싶어 하고 그렇게 남에게 이야기합니다. 많은 오류가 생길 수밖에 없습니다. 간접 소문의 경우 더욱 믿을 수 없습니다.

특히 병원 직원이나 목사님들은 자기 얼굴을 세워주거나 신앙이 좋은 (물론 겉으로 보이는 모습) 의사를 선호하고 깊은 내용도 모른 채 의사의 홍보 맨이 되기 쉽습니다. 인간성은 타인이 어느 정도 알 수 있지만 실력(지식과 솜씨와 마음가짐)을 알 수는 없습니다. 가장 신뢰성이 높은 정보는 의사의 수술에 직접 참여하는 해당과의 전공의, 수술실 간호사, 마취과 의사에게서 얻을 수 있습니다. 병동 간호사는 수술 후 합병증이 많은지 알 수 있습니다.

3. 통계자료

의사를 종합적이고 객관적으로 판단할 수 있는 방법이지만 구하기도 어렵고 실제로 내용을 알지 못하면 정반대의 해석도 가능합니다. 정부나 시민 단체가 같은 수치를 두고 아전인수식으로 서로 주장하는 것을 흔히 봅니다. 다른 단점으로는 변수가 너무 많아서 저울에 달듯이 환자나 의사를 계량화해낼 수가 없습니다. 그래서 수술 못하는 의사도 큰소리치고 다닐 수가 있고 그래도 함부로 비난할 수가 없는 실정입니다. 수술 못하는 의사도 합병증이 생긴 환자를 두고 그 환자는 너무 어려워서 누가 해도 그럴 것이라는 등 흰소리를 하고 다닐 수도 있습니다. 다소 전문적인 이야기가 되겠지만 그래도 신뢰성이 높은 통계치는 병원별, 질병별 수술 건수, 수술사망률, 수술 후 합병증률, 암 수술의 경우는 장기 생존율 등입니다. 수술건수나 질병별-특히 암 수술 건수는 전국적인 통계를 인터넷을 통해 정부자료나 건강보험공단에서 얻을 수 있습니다. 그러나 암 수술 후 장기 생존율은 아직 전국적으로 병원 간에 객관적으로 비교한 통계자료는 없고 대학별로 학회지에 논문으로 발표되어 있습니다. 근치 절제군을 대상으로 한 것이 보통 사용되지만 근치 절제율을 같이 고려하지 않으면 믿을 수 없게 됩니다. 이 경우는 오히려 수술한 모든 환자를 대상으로 한 전체생존율이 오히려 도움이 됩니다. 문제점으로는 객관적인 자료를 구하고 해석하기도 어렵고, 병원에서 홍보하는 자료는 당연히 치우칠 수 있습니다.

4. 직접면담으로 의사를 파악한다

서두에 예를 든 것처럼 의사의 실력이나 수준을 의사와 면담만으로 파악하기란 애초에 불가능합니다. 인터넷에서 얻은 지식을 가지고 묻다 보면 간혹 시험하듯 느껴져, 화를 내는 의사도 있습니다. 환자나 보호자가 관심을 기울여야 할 부분은 의사의 지식이나 기술 수준이 아니라 의사의 인간성, 즉 책임감, 성실성, 신뢰성에 더 관심을 두어야 합니다.

대부분의 환자, 특히 암 환자는 약간의 두려움이나 좌절감 때로는 분노 등의 복합된 상태이므로 객관적으로 의사를 판단할 수 없고 나중에는 면담의 내용조차 기억 못 하는 수도 있습니다. 그리고 간절한 마음으로 의존성이 높은 상태에서 의사를 면담하는 경우가 많아 이성적인 판단을 하지 못하고 큰소리치는 의사를 더 믿고 싶어합니다. 즉 의사의 성의나 실력보다는 처세술에 현혹당하기 쉽습니다. 그러므로 동반자의 역할이 중요합니다. 동반자는 두 사람 정도가 좋겠고 상식과 이성을 갖춘 믿을 수 있는 사람이어야 합니다. 동반자는 보다 객관적으로 의사를 볼 수 있고, 미리 알고 싶은 내용을 메모해 두었다가 환자가 빠뜨린 질문이나 오해한 부분을 줄여줄 수 있습니다. 저자의 생각으로는 의사가 너무 시원시원하고 마음에 드는 소리만 한다면 오히려 신뢰에 문제가 있을 수 있다고 봅니다. 현대의학이 아직 그럴 수준은 아닙니다. 처음부터 어려운 점은 솔직히 말해주는 의사가 당시에는 마음에 들지 않아도 오히려 믿을 수 있다고 생각합니다. 면담이 끝난 후에는 동반자와 충분히 의논하여 정리하고 새로운 의문은 다음 면담에 의논합니다.

저자는 수술 전에 가능한 두세 명의 전문의를 만나 볼 것을 권합니다. 초진 비용은 한국에서 너무 싸지 않나요? 그러므로 어떤 방법으로 어떻게 치료해야 하는지 전체적인 윤곽을 알 수 있고 새로운 의문이 생기면 다시 솔직하게 물어봄으로써 일방적인 통고형식에서 벗어나 서로 간에 참다운 의미의 대화와 신뢰가 시작됩니다.

5. 현재 추천하는 방법

1) 환자로부터 직접 정보를 많이 모읍니다. 보통 병원에서는 대기 중인 환자들이 몇십 명이 됩니다.

2) 병에 대한 지식을 많이 얻습니다. 인터넷 이용이 도움이 됩니다. 그러나 선전 목적으로 현혹시키는 글들이 많습니다. 특히 TV나 신문도 침소봉대하는 일이 많습니다. 그런 예는 수도 없이 많은데, 엔도스타틴, 이레사, 젤로다, 세계 최초로 간암 수술 않고 치료하기(방사성 동위원소로 간동맥 색전술: 별 새로운 내용은 아님), 최근에는 사이버 나이프까지……. 활자를 무조건 맹신해서는 안 됩니다. 반드시 의사에게 다시 확인해봐야 합니다.

3) 의사를 직접 접하는 병원 직원들의 조언을 얻습니다. 특히 수술실 간호사, 전공의, 마취의사들의 의견은 상당히 신뢰성이 높습니다. 병동 간호사들에게 수술 후 경과(합병증률)를 알 수 있습니다. 그

러나 행정직원들의 평은 의사의 인간성 평가에 참조하는 것으로 그치는 것이 좋습니다.

4) 의사의 면담에서 의학적 지식은 어차피 평가할 수 없으므로 다른 의사나 인터넷을 통해 얻은 지식과 의문을 물어봄으로써 과연 믿을 수 있는 인간인지 판단하는 것이 주된 과제가 됩니다. 동반자의 역할이 중요하며 다른 병원 전문의의 면담도 도움이 됩니다. 간혹 인터넷 게시판에서 의사에 대한 평을 볼 수도 있습니다.

5) 통계수치의 활용이 정확하다면 가장 중요한 자료가 되겠지만 자료를 구하기도 어렵고 홍보의 목적으로 왜곡된 경우가 많아 해석하기도 어려운 실정입니다. 예를 들면 의사 1인당 담당 환자수가 전국에서 제일 많다고 자랑하는 병원이 있었습니다. 그것은 자랑이 아니고 질책받아야 할 내용인데 엘리베이터에 기사를 확대해서 붙여 놓았습니다. 일반인이 의미를 제대로 판단할 수 있을까요?

수술 건수, 수술 사망률, 수술 후 합병증률, 장기생존율 등은 중요한 자료지만 얻기도 어렵고 개인별 자료는 구하기 어렵습니다. 건강보험공단이나 심평원에서 병원별 자료는 일부 얻을 수 있습니다.

결론적으로 일반인으로서 초전문가인 의사의 지식이나 수준을 판단하는 것은 어차피 불가능합니다(다음 글 참조). 앞의 방법들을 통해서 자료를 모아 전체의 흐름을 파악한 뒤에, **면담을 통해 인간적으로 믿음이 가는 의사에게 수술받는 수밖에 없습니다.** 역시 인연설로 돌아가고 맙니다.

외과의사의 평가가 어려운 이유

열 길 물속은 알아도 한 길 사람 속은 모른다는 인간을 평가하기는 어렵습니다. 일반인이 전문직인 의사를 평가하는 것은 더 어렵습니다. 우선 훌륭한 외과의사의 조건을 짚어보고 그런 조건들이 과연 객관적으로 평가 가능한 것인지 생각해 봅시다.

수천 건의 수술을 해오면서 느끼는 것인데 역시 가장 중요한 것은 솜씨가 되겠고 두 번째로 의학적 수준, 세 번째로 인간성이 되겠습니다.

가장 중요한 솜씨의 평가는 어렵습니다. 수술 솜씨를 나타내는 많은 객관적인 지표들이 있습니다. 그러나 표준화가 안 되어 있고 많은 변수가 있어 역시 신뢰성은 의문입니다. 예를 들면 수술 합병증률이나 재수술율은 유용한 지표지만 환자의 상태가 동일하게 표준화된 상태가 아니라면 오류가 생깁니다. 시골이나 빈민촌의 영양불량한 사람들의 수술 결과와 부유층이 많은 지역의 결과를 그대로 비교할 수는 없겠지요. 즉 영양상태라는 변수가 끼어들게 되지요, 이런 것들을 표준화하기 위한 통계적 기법들이 있지만 대규모로 비용과 시간이 많이 들게 됩니다. 한 의사의 수준을 반영하기 위해서는 사용되지 않습니다. 암수술 후의 생존율도 변수가 너무 많지요. 물론 표준화만 된다면 가장 좋은 지표이지요.

의학적 수준은 객관적인 자료가 나올 것 같지만 논문 수나 그 논문의 수준은 임상의사의 수준과 별 상관이 없는 것입니다. 실제 해외학회지에 실렸다고 해도 그것이 독창성을 갖추지 못한 경우라면(남이

해놓은 것을 다시 해보았다는 등의 논문이지요, 이런 것을 '추시'라고 합니다) 전혀 의미가 없는 것은 아니지만 큰 가치는 없는 법입니다. 굳이 몇십만 원 하는 게재료를 주어가면서 올릴 필요성이 있는지 의문스러워하는 분들도 많이 계십니다. 또한 학문적인 가치가 있는 논문은 훌륭하지만 임상 의사의 수술 솜씨를 반영하는 것은 아닙니다. 그러나 매스컴의 주된 관심사는 이런 것들이 되겠고 환자들은 이런 정보에서 의사를 주로 평가합니다. 오류가 생길 수밖에 없습니다. 그러므로 매스컴의 정보를 일반인이 해석할 수 없고 맹신하기 쉬우므로 그 왜곡된 정보의 파급력에 우려를 표하는 것입니다. 간혹 「비타민」이라는 TV 프로그램을 보고 있으면 사회자가 늘 입에 달고 다니는 말이 있습니다. "최고 수준의 의사들을 모셨습니다." 그러나 저는 무엇을 근거로 그런 말을 하는지 모르겠습니다. ○○대학 교수니 살인 미소니……. 유명한 사람과 훌륭한 외과의사는 분명히 다릅니다.

마지막으로 인간성은 지표화하기가 불가능하지요. 다른 사람들의 평가를 참고하되 개인에 따라 선호하는 취향이 다르므로 보고 판단하는 수밖에 없습니다.

암치료에서 외과의사의 역할과 갈등

 가장 좋은 것은 암에 걸리지 않는 것이지만 암의 발생과 전파 과정의 복잡한 상호과정의 일부만 밝혀져 있어 현재 수준으로 명확한 예방책은 없고 단지 통계적 사실(역학적 증거)을 기초로 예방 지침을 권유하고 있습니다. 가장 잘 알려진 것이 담배와 폐암입니다. 흡연자는 비흡연자에 비해 폐암이 100배 이상 발병합니다. 비흡연자도 폐암이 생기기도 하고 골초도 생기지 않는 경우도 있습니다. 즉 흡연이 가장 중요하지만 그 외의 다른 인자가 작용하고 있는 것입니다. 스트레스를 피하고 적당한 운동, 야채 및 섬유질, 비타민과 미량원소를 충분히 먹고 지나친 음주나 염분 섭취를 피하고 간염이나 자궁경부암 예방접종을 한다면 예방에 도움이 됩니다. 그런 노력은 개인뿐만 아니라 사회 전반적인 인식과 환경 개선이 필요하므로 많은 예산이 필요하고 보통 국가적으로 관리합니다.

 일단 암이 발병하면 현재로서 **최선의 방법은 조기에 발견하고 수술로 완전히 제거하는 것이 가장 효과적인 완치 수단**입니다. 조기발견을 위해서는 증세가 없더라도 일정 나이가 되면 주기적으로 암 선별검사(screening test)를 하는 것이 가장 효과적입니다. 유방 촬영, 흉부 X-선 검사, 위내시경, 대장내시경, 대변 잠혈 반응 검사 등이 여기에 해당되고 현재는 국가적인 암 검진 사업으로 시행되고 있습니다.

 발견된 암의 치료에는 **암과 예상 전파경로까지 완전히 제거하는 수술(근치수술)이 가장 중요**합니다. 즉 외과의사의 역할이 가장 중요한 것입니다. 그러나 이미 전신에 퍼져 있는 경우는 근치수술이 불가능하며 암으로 인한 합병증(출혈, 장 폐쇄, 천공)을 지연시키는 목적으로 고식적 수술을 하기도 합니다. 완전히 제거되지 못한 암에는 약물치료나 방사선 치료 등을 해볼 수 있지만 완치는 불가능합니다. 물론 백혈병 같은 혈액암은 약물이 우선이고 완치도 가능하지만 우리가 흔히 보는 위암, 폐암 간암, 대장암, 자궁암 같은 고형종양의 경우는 근치 수술되지 않은 환자가 약물로서 완치되는 것은 현재로서는 불가능하며 생존기간을 늘리는 정도일 뿐입니다. 약물만으로 완치되었다면 기적이라는 말을 써도 됩니다. 요약하면 발견된 암의 치료에서 외과의사의 역할이 가장 중요하지만 외과의사의 능력보다는 환자의 병이 얼마나 퍼졌는가(병기)가 성공적인 수술치료에 가장 결정적인 영향을 미치는 것입니다. 물론 능력이 모자라 다른 의사라면 제거할 수 있는 암을 제거 못했거나 실수로 퍼지게 만들 개연성도 있습니다. 즉 **외과의사가 실수로 환자를 망가뜨릴 수는 있지만 퍼진 암을 낫게 할 수는 없는 것입니다.** 외과의는 자신의 한계에 절망감을 느끼는 것입니다. 근치수술의 중요성을 누구보다 잘 아는 외과의사는 병이 진행되어 있더라도 어떻게 든 완전한 제거를 목표로 수술하다 보면 수술이 커지는 경우가 많고 그러다 보면 당연히 수술 합병증이 많이 생기고 뜻하지 않게 수술 사망도 경험하게 됩니다. 결과가 나쁘면 보호자는 그냥 몇 달이라도 살게 놔두지 무리하게 수술했다고 원망하기도 하고 때로 살인마 ○○○, 개구리 해부니 벽에 스프레이되기도 하고 지리한 송사나 보상에 시달리기도 합니다.

서울 유감

요즘 가끔씩 수술을 예약해 놓고, 입원하지 않는 사람들이 간혹 있습니다. 전에는 볼 수 없던 일이고, 후에 알아보면 거의 서울의 병원으로 갔다고 합니다. 불안한 환자는 귀가 얇기 마련인지라, 가족의 누군가가 나서서 아무래도 서울이 낫지 않겠냐고 하면 누구라도 솔깃하기 마련입니다. 그들은 그쪽의 의사 수준이 높거나, 최소한 시설이라도 차이가 난다고 생각하고, 많은 비용과 불편도 감수하면서 서울로 갑니다. 그들의 심정을 충분히 이해합니다. 조금이라도 잘하는 의사, 시설 좋은 병원에서 목숨을 맡기고자 하는 절박한 심정을 어찌 모를까요.

물론 서울에는 훌륭한 선생님이 많습니다. 그러나 지방과 차이가 난다는 생각은 잘못된 생각입니다. 매스컴의 환상이나 근거 없는 맹신일 경우가 많은 것입니다.

서울의사의 지적수준이 높다?

서울대학이 한국의 최고 수준이라고 일반적으로 생각하고 있습니다. 필자도 부분적으로 동의합니다. 우리나라의 부모들이 모두 그런 이유로 자녀들을 힘들게 하고 있고 자신들도 힘들어하는 것이 현실입니다. 그러나 입시란 것이 학생의 창조력과는 상관없이 주로 암기력이나 공식의 적용능력이나 요령에 따라 성적이 결정되므로 포괄적인 능력을 반영하지 못한다고 봅니다. 그래도 서울대 출신 중에서 타 대학에 비해 창조력이나 탐구능력이 뛰어난 학생들도 더 많을 수도 있겠지만 환자를 보는 임상의사의 수준을 따질 때는 이런 능력은 도움이 되지 못합니다. 「네이처」 잡지에 논문을 실었다는 것과, 좋은 의사라는 것은 아주 별개의 문제인 것입니다. 새로운 발견이나 가설을 세우는 탐구능력은 의학연구자들에게 극히 중요한 것이지만 임상의사는 이미 검증된 지식을 성실하게 활용하는 직업이며 이런 능력은 의사고시를 통과한 의사라면 기본적으로 다 갖추고 있다고 봅니다. 설혹 이런 지적능력에 사소한 차이가 있다고 쳐도 인간을 치료하는 의사에게 더욱 중요한 덕목은 인간성에 대한 이해와 포용력, 생명에 대한 사랑과 지칠 줄 모르는 열정이라 생각합니다. 경찰이 범인을 잡는 것은 성실한 초동수사와 세심한 마음가짐이 가장 중요한 것이지 천재적 능력이 필요한 것은 아닙니다. 저자는 전공의들에게 지적능력은 지더라도 환자에 대한 열정은 결코 져서는 안 된다고 강조합니다.

그래도 서울에 대한 맹목적인 선호가 지나쳐서 서울에 있는 대학이나 병원까지 무조건 우러러보는 사람이 있다면 서울로 가는 것이 좋을 것입니다. 사실은 지방에도 서울대학 출신의 의사들이 많습니다.

시설 차이

진단이나 치료 장비의 한두 가지의 차이가 있을 수 있습니다. 꼭 필요한 경우라면 당신의 주치의는 진료기록과 함께 서울로 보내줄 것입니다. 그 외 병원의 외형이나, 편의시설은 환자의 치료와는 별 관계가 없습니다.

수술기술의 차이

간단한 문제를 내겠습니다. 서울의사가 지방의사보다 스케치나 데상(모사)을 정확히 한다고 내가 주장한다면 당신은 동의하겠습니까? 아마도 말도 안 되는 소리라고 일축할 것입니다. 수술기술의 차이도 그러합니다. 필자는 외과의의 자질을 평가할 때 가장 간단하게 알 수 있는 지표가 데상(모사)을 보면 알 수 있다고 생각합니다. 구도와 비율이 정확한가를 보면, 눈과 두뇌와 손의 종합된 능력을 알 수 있기 때문입니다. 물론 외과의사는 손재주 외에도 좋은 스승 아래서 기본기를 철저히 익혀야 하고, 환자의 상태를 판단하는 광범위한 지식과 경험을 갖추어야 합니다. 이들은 노력으로 도달할 수 있습니다. 그러나 수술기술은 똑같이 가르쳐도 개인차이가 나기 마련이고, 이는 선천적이거나 어릴 때의 교육이 중요하지 의대생이 된 이후의 노력으로는 크게 나아지지 않았습니다. 그러므로 수술 기술은 서울이나 지방과는 무관할 수밖에 없습니다. 다소 선천적이고 개인적인 것입니다.

수술 건수와 병원 규모

수술 건수와 병원 규모로 인한 차이는 수술 숙련도의 차이로 나타날 수 있습니다. 매일 수술하는 사람과 한달에 한 번 하는 사람은 차이가 있습니다. 통상적으로 한 가지 수술에 익숙해지려면 보통 20건 정도가 필요하다고 합니다. 좋은 스승의 지도와 자신의 노력, 자질, 참관 건수에 따라 더 빨리 익숙해지고 수술시간도 단축됩니다. 그러나 발달된 마취로 인해서 과거에는 상상하기도 힘든 장시간이 필요한 대수술이 많아지고, 단순한 시간단축보다는 정확한 기술이 환자의 부담을 줄이고 수술 합병증을 예방하는데 더욱 중요하게 되었습니다. 저자는 전공의 교육에 있어 간단하게 생각하기 쉬운 피부봉합술이나 결찰술에 많은 시간을 투자하는데 그 이유는 모든 수술의 기본원리가 다 포함되어 있기 때문에 이를 완벽히 해내면 어떤 큰 수술도 완벽히 해낸다고 믿기 때문입니다. 아무리 큰 수술도 기본 원리와 몇 가지 기본기술의 조합이기 때문입니다.

요약하면 수술 건수가 많으면 시간이 짧아지고 숙련되기는 해도 성공률과 비례하는 것은 아닙니다. 성공에는 철저한 기본 기술이 더욱 중요하며, 최소한 주 1회(연간 50예)의 대수술을 하는 경우 충분히 자신의 능력을 최대한 유지할 수 있을 것으로 봅니다. 이는 대부분의 대학병원이나 종합병원은 이 정도를 소화해 내고 있습니다. 또한 하루에 3개 이상의 대 수술은 심신의 피곤으로 인해 타성에 젖을 위험도 있다고 봅니다.

명성과 연령

유난히 매스컴을 잘 타는 의사들이 있습니다. 특히 유선방송이 된 이래 직접 수술 장면을 방영하는 다소 엽기적인 프로그램도 있고, 제품의 선전과 별 관련도 없는 의사가 등장하는 광고도 많습니다. 실제로 ○○여성지에 ○○○한의사가 치질, 치루를 수술 않고 고치는 신비의 고무줄 요법이라는 광고도 보았습니다. 외과의사라면 누구나 알고 있는 치료법을 그렇게 선전하고 있었고, 많은 사람이 현혹되고 있을 것입니다. 정말 어이없는 일들이 태연히 일어나고 있습니다. 정확한 정보보다는 과장과 허위가 대부분입니다. 의사의 PR을 꼭 나쁘게 볼 수는 없지만 저자는 아직도 인연을 믿는 편입니다. 인연이 있어 내게 오신 분들에게 최선을 다하는 것이 도리라고 믿고 있습니다. 적극적으로 PR하고 싶지는 않습니다.

명성은 연륜과 상관되는 경우가 많습니다. 저자는 과거에 꼭 어느 선생님에게 수술받고 싶다고 서울에서 내려온 여자분을 기억합니다. 당시 그 선생님은 70대였고 거의 은퇴한 상태였습니다. 말렸지만 결국 수술받게 되었고, 합병증으로 한 달 이상 끌었던 일이 있었습니다. 명성이란 것이 과연 어디까지 믿어야 할 것인지 생각해 보아야 합니다. 외과의사의 연령도 문제입니다. 한국에서 군대에 갔다 오고 외과 전문의가 되면 이미 33~34세가 됩니다. 그러고도 5년 정도 제대로 교육받아야 신뢰가 갑니다. 그리고 20년 정도 즉 40-60세 정도를 황금기라고 보고 있고, 그 후에는 나보다 더 우수한 제자를 보는 것이 낙이 될 것입니다. 체력관리를 잘하는 경우라면 70대 정도까지는 가능하리라고 봅니다.

대학병원 선호

막연히 서울을 선호하듯이 대학병원을 좋아하는 사람이 있는데 각 분야의 전문의들이 있어 좋은 점이 많지만 대학병원에도 신참 교수가 있고 수술 기술이 기대보다 못한 교수도 있습니다. 역시 막연한 선호로 대학병원을 고집하면 그만한 대가를 치를 일이 생깁니다. 대학병원에서 다루는 것이 적절한 질병이 있는가 하면, 때로는 중소병원이나 특성화된 병원이 더 나을 수도 있습니다. 아무래도 대학병원에서는 주로 돈 안 되고 힘들고 합병증이 높은 수술을 맡는 것이 순리라고 생각합니다. 예를 들면 외상이나 암 수술이나 장기이식 수술, 노령, 당뇨병이나 고혈압, 심장병 등이 동시에 있는 환자의 수술 등입니다. 간단한 탈장이나, 맹장, 치질, 갑상선, 담낭수술 등은 굳이 대학을 고집할 필요는 없다고 봅니다.

요약

수술은 사람이 하는 것입니다. 그것은 의사의 지식과 경험, 손재주와 성실성, 몸 상태 등이 복합적으로 작용합니다. 어느 정도의 교육과 증례수가 뒷받침된다면 그것은 서울과 지방의 차이보다는 의사 개인의 성실성과 손재주가 더 중요한 성공요인이 됩니다. 허황된 명성보다는 내실 있는 판단을 해야 하고, 저자가 다른 글(어떤 외과의사를 택할 것인가?)에서 제시한 방법에 따라 신중히 결정하되, 무엇보다도 **믿을 수 있는 인간성을 가진 의사를 선택할 것을 권합니다.** 항암치료나 수술 전후 검사는 의료보험 기준에 따라 치료하므로 전국적으로 동일하다고 봐야 합니다. 그리고 서울로 가더라도 솔직히 상의하는 것이 좋습니다. 제대로 된 의사라면 기꺼이 상담해주고 소견서까지 써줄 것입니다. 마지막까지 환자를 봐줄 사람은 서울에 있는 유명한 의사가 아니라 내 집 곁에 있는 지방의사이기 때문입니다.

저자가 전공의 시절에는 간혹 몇몇 일본 의사들의 수술비디오를 경이롭게 본 적도 있습니다. 그러나 대장항문과를 담당한 지 삼십 년이 넘은 지금은 나와 차이점이 있어 호기심을 느낄 때는 있지만 감탄하거나 새로운 것을 배우는 일은 없습니다. 아마도 많은 외과의사들이 그런 심정일 것입니다.

고가 약품에 대한 견해

 보험이 되고 특히 암환자들의 분담비용이 줄어들게 되어 보다 많은 사람들이 혜택을 받게 된 것은 반가운 일입니다. 그러나 그로 인한 전체적인 의료비의 상승도 무시 못할 실정이고 당연히 의약의 보험기준이 엄격해지고 있습니다. 대세는 바꿀 수 없지만 세세한 논란거리는 자주 발생하고 있습니다. 결국 시간이 지나면서 보다 합리적으로 되기를 기대합니다.

 최근 문제가 되고 있는 것은 다국적 기업들의 신약 가격이 너무 높다는 사실입니다. 아직도 증거가 부족한 약들이 어떻게 미국에서 대장암의 첫 사용 약제로 추천되고 있는지 판촉에 놀라울 뿐입니다. 그들이 FDA의 승인을 받기 위해서 엄청난 자금으로 교수들을 지원해서 논문을 만들어내는 것은 공공연한 사실이고 그 중 몇 편만 통과되면 FDA 승인이 나고 그것을 근거자료로 우리나라에 내밀면 거의 인정이 되는 추세입니다. 1달에 400-500만원이 들고, 자기들 자료에도 고작 두 달의 연장 효과만 있다고 나와 있는데 얼마나 많은 의사와 환자들이 그 약을 신주처럼 생각하는지 판촉에 감탄할 뿐입니다. 일부 환자들은 구체적으로 이름을 거명하면서 그 약을 써 달라고 합니다. TV에서 버젓이 간접광고가 나가고 있습니다. 「생로병사의 비밀」인가 하는 프로그램에서 모 재벌병원의 가운이 선명히 보이는 의사가 4기암 환자와 등장해서 표적치료제가 부작용이 적고 이제 희망이 생겼다고 이야기합니다. 그 약을 추천하지 않는 병원은 2류 병원으로 간주됩니다. 아마 환자 한 사람만 그 약을 써도 판촉비는 넉넉히 빠지겠습니다.

만약 이 약이 보험에 들기라도 한다면 아마 그날로 우리나라의 건강보험료는 상당히 오를 것입니다. 그리고 그 부담은 우리 사회 전체가 지게 되고 이익은 다국적 기업으로 고스란히 넘어갈 것입니다.

사실 인간의 생존욕구는 끝을 알 수 없습니다. 치유 불가능한 암환자가 몇 달이라도 더 산다면 몇천만 원이라도 쏟아붓겠다는 것이 현실입니다. 순전히 필자의 개인적인 생각이지만 필자라면 몇 달을 포기하고 그 돈을 보육원의 선천성 심장병이나 치유 가능한 난치병 아동들에게 쓰고 싶습니다. 국가가 언제까지 인간의 존엄을 외치고 분배로 생색을 내는 한 그런 요구는 거세질 것이고 우리 사회 전반의 비용 부담은 커질 것입니다. 어렵지만 합리적인 선이 필요하고 검증이 된 약제만 허용하기 바랍니다.

암수술 후의 대체요법 또는 보완치료에 대한 조언

현재까지 가장 좋은 암치료법은 조기발견해서 수술하는 것이 가장 좋습니다. 통상적으로 1기일 경우는 수술만으로 90% 이상 완치됩니다. 대장암은 인접 림프절에 전이가 있는 3기라도 50% 정도 완치 가능성이 있습니다. 조기 발견을 위해서는 몸에 증세가 없더라도 정기적인 검진을 하는 것이 가장 좋은 방법입니다. 그러나 안타깝게도 반수 정도의 환자가 3기를 넘은 상태에서 발견되고 수술받게 됩니다. 수술이 끝나면 대개 항암치료를 의논하게 되고 집에서 할 수 있는 최선의 방법을 묻습니다.

가장 많은 질문이 식이요법에 관한 질문입니다. 흔히 돼지고기, 닭고기, 생선회 등을 먹으면 안 된다거나 녹즙을 마시거나 채식을 하고 때로는 오랫동안 죽을 먹어야 수술자리가 터지지 않는다고 생각하거나 매운 것, 짠 것을 안 먹어야 한다거나 기어이 암을 극복하겠노라고 이를 가는 가족도 있습니다. 간혹 민들레나 느릅나무 뿌리? 삶은 물이 민간요법으로 많이 알려져 있습니다. 두 번째 질문이 아마도 운동이나 일을 해도 되는가 하는 질문이고 목욕은 언제 하는가를 묻는 사람이 많습니다.

여러 가지 책들이 나와 있습니다. 그 중에서 가장 타당성 있는 책들의 내용을 요약해서 소개합니다. 책 선전이 될지 몰라, 직접적인 언급은 피했습니다. 결국은 면역을 증가시키는 방법이 되겠습니다.

가장 잘못된 생각이 식이 요법에 대한 맹신이나 과신입니다. 심지어 가족들 간에 서로 상처를 주는 경우도 있었습니다. "먹지 말라 했는데 왜 먹었냐!"고 윽박지르기도 합니다. 없던 병도 생길 지경입니다. 음식보다 더욱 중요한 것은 "마음의 평화"입니다. 즐거워야 할 식사가 정신적인 스트레스를 준다면 아니함만 못할 것입니다. 스트레스가 교감신경의 흥분을 초래하고 면역력이 떨어져서 암을 차단하지 못한다는 것이 요즘의 생각입니다. 차라리 즐겁게 먹고 코미디 프로를 보고 마음껏 웃는 것이 더 낫습니다. 암의 진단을 듣는 순간부터 수술까지 힘든 과정을 넘어 마음의 평화를 얻는다는 것은 말처럼 쉽지 않습니다.

두 번째로 중요한 것은 맑은 공기입니다. 이를 위해 적당한 운동이나 호흡법과 맑은 물이 필요합니다. 운동을 함으로써 맑은 공기를 온몸 가득히 받아들이고 맑은 물을 마셔서 전신에 순환시킵니다. 운동은 땀이 약간 날 정도가 좋고 유산소(걷기나 수영, 자전거 타기 등) 운동이 좋다고 합니다. 보디빌딩이나 과격한 운동은 오히려 면역을 저하시킵니다. 운동했으면 충분히 휴식해서 피로가 쌓이지 않도록 해야 합니다. 고압산소치료도 손익이 확실하지 않습니다.

세 번째가 식이 요법을 포함한 생활습관의 개선입니다. 육식을 금하는 사람도 있고 허용하는 사람도 있습니다. 채식도 특정 음식만 먹는 것 보다는 제철 채소를 골고루 먹는 것이 좋다고 합니다. 가장 잘 알려진 음식으로 항암작용이 있는 것은 마늘, 토마토, 양파 또는 향 냄새가 나는 것들, 해초류, 녹차 등입니다. 구체적으로 약리작용이 소개되어 있거나, 식단을 짜서 먹도록 소개된 책들도 있습니다. 담배는 반드시 끊어야 하고 술은 줄이거나 끊고, 식사량은 70-80% 정도를 먹는 것이 좋다고 합니다. 항산화작용이 있는 비타민류(vitamin A, C, E)나 카로텐 등은 아직 확실하지 않습니다. 상어 연골도 마찬가지입니다.

어느 책에서 "감기에 걸리지 않도록 한다"는 글이 있었는데 필자도 역시 동감입니다. 감기에 걸린다는 것은 몸의 저항력이 떨어진 것을 의미하기 때문에 몸관리를 잘한다는 것을 쉽게 설명하기 위해서 감기에 걸리지 않게 관리하라고 환자들에게 이야기해왔는데 책과 일치해서 재미있게 생각되었습니다.

실제로 면역을 높이기 위한 이런 방법들이 얼마나 효과가 있는지는 아직 입증되지 않았습니다. 그렇게 완치되었다는 책들을 봐도 허점이 너무 많았습니다. 어느 책에서는 2,500명 가운데 1명 정도가 이런 치료로 나았다는 말도 있었습니다. 그에 비하면 수술의 위력을 알 수 있습니다. 수술 않고 나은 경우는 아직 믿기 어렵습니다. 필자의 생각으로도 수술이 80이면 자기 관리가 20쯤 되리라고 생각합니다. 수술 잘 받고 섭생은 편한 마음으로 한번 해봅시다.

5년 생존율의 허실

암 수술에서 5년 생존율은 중요한 의미가 있습니다. 일단 5년을 넘기면 재발 가능성이 거의 없다고 하여 완치되었다고 생각할 수도 있습니다. 수술도 힘든데 그 지겨운 항암치료까지……. 얼마나 기다리던 5년인지, 5년만 지나면 병원은 꼴도 보기 싫다고 안 오시는 분도 있을 정도입니다.

그러나 꼭 짚고 넘어가야 할 것이 2가지 있습니다.

첫째, 5년 생존 후에도 재발은 있을 수 있다는 것입니다. 비록 그 확률은 낮을지라도 말입니다.

통상적으로 재발하는 시기는 90%가 3년 이내에 발견된다고 하지만 5년이 지나도 5-10%가 재발한다는 사실입니다. 실제 예로 75세가 넘은 홍 모 화백이 CT나 초음파 등에서 재발 없이 5년이 되어 마지막으로 검사한 PET-CT에서 폐에 1군데 전이가 발견되어 재수술하여 제거하였습니다. 완전 제거로 생각되어 희망적으로 보고 경과 관찰 중입니다.

두 번째로 대장의 다른 장소에 새로운 암이 생길 수 있다는 점입니다. 최근에 수술한지 10여 년이 된 분 중 4명 정도가 새로 암이 생겨서 다시 수술받았습니다. 한 분은 저희 대학 출신 간호사의 모친으로 10년 전에 위암과 대장암을 동시에 수술받았습니다. 5년까지는 주기적으로 검진하였는데 그 후 살기 바빠서 오지 않았다고 합니다. 최근 다시 남은 대장에서 암이 발병하여 수술받았습니다. 농담처럼 "선생님이 보고 싶어서 왔습니다."고 하였지만, 이번에도 결과가 좋았으면 합니다. 5년이 넘었다고 완치되었다고 생각하고, 잊고 싶다고 아예 무시한 결과입니다. 특히 시골에 사시거나 나이가 많은 분들이 이런 경우가 많습니다. 그냥 3-5년에 1번 정도 검진만 하셨으면 조기 발견될 수 있는 경우라 생각합니다.

결론적으로 5년을 넘겼더라도, 보통 사람들에게 해당되는 예방적인 검진을 철저히 하셔야 합니다. 암 수술받은 환자분은 다른 곳에 새로 생길 확률도 정상인의 2-3배라고 합니다. 2년마다 건강보험에서 제공하는 무료검진은 꼭 받아보기를 권유합니다. 물론 그것으로 부족한 점은 병원에서 몇 가지 추가 검사를 받아야 합니다.

암 이외 수술 몇 가지

전형적인 증례만 소개하겠습니다. 그리고 문제점을 생각해 봅시다. 증례는 전혀 꾸미지 않고 진료기록부를 그대로 옮겼습니다. (단 법적인 문제로 병원이나 환자의 이름은 제외하였습니다. 확인을 원하면 제시할 수 있습니다.)

증례 1 **진료일자** 2018. 11. 56세 남성

주소 (저자와 첫 면담) 당시 변을 볼 수 없고 약 먹어도 괴롭고, 설사약 쓰면 하루 5회 물 변만 나오고 변을 지리고 힘을 줘도 항문이 안 열린다. 장루를 해 달라.

현병력 직장탈출증으로 진단되어서 2년 사이에 5회의 수술을 받았으나 두 번째 수술 후부터 항문이 열리지 않는 출구폐쇄증으로 진단되었고 다른 대책이 없어 결장루 수술 예정한 상태.

2013년부터 배변할 때 빨간 속살이 손가락 크기로 나왔습니다. 변을 잘 보는데 마지막 처리가 괴롭다. 2015. 10. 모 대장항문 병원에서 직장탈출증으로 진단, 복강경 수술하면 간단하다.

2015. 10. 20. (1차 수술) 복강경 수술했다고 의사는 말하는데 복강경이 아니고 칼로 자른 것 같다.

2015. 11. (2차 수술) 치루가 생겨서 치루 수술을 받았다. 그 후 항문이 안 벌어진다.

2016. 1. 19. (3차 수술) 장이 처진 것 같다면서 복강경 수술하자 해서 다시 수술받았다.

2016. 5. 29 주치의사가 모 병원 원장으로 바뀌었다. 가루약 주고 물 많이 마시고 윗몸 일으키기 하고 뜀뛰기 하라고 해서 그대로 했으나 아무리 해도 항문이 열리지 않는다.

2016. 6. 30 고신의료원 내원 이○○ 교수 진료받음. 직장항문 기능 검사 후 항문출구폐쇄증으로 진단되어서 biofeed-back 치료(일종의 배변 근육 재활 훈련) 받았으나 효과 없었다.

2016. 9. 13. 검사와 증상에서 최악의 항문 기능 소실로 판단하여 이○○ 교수가 장루 수술밖에 다른 도리가 없다고 하였으나 장루는 안 하고 싶어 좀 더 기다려 보기로 해서 다른 대장항문과 두 곳 방문했으니 역시 치료가 안된다고 하였다.

2017. 1. 13. (4차 수술) 첫 수술한 모 병원에서 스테이플 경항문절제술(Starr procedure) 받았으나 출구 폐쇄 해결 안되고 더 좁아졌다.

2017. 3. 17. (5차 수술) 좁아진 것 넓히는 수술(협착절개술: strictuloplasty)을 받았다. 항문이 계속 안 벌어져서 다시 고신의료원 내원하여 장루 수술을 2017. 8. 2. 받기로 했으나 개인 사정으로 연기하였고 이○○ 교수가 다른 교수 상담을 추천하여 저자가 한 번 더 보기로 하였다.

증례 2 **진료일자** 2018. 8. 13. 41세 여성

2017. 9. 부산 모○○ 외과에서 치질 수술 후 항문이 찢어지는 고통을 느낀다. 아침이 더 심하고 배변 후 항문이 붓고 오후가 되면 좀 낫다. 간혹 피도 배변 끝에 떨어진다. 배변을 하루라도 안 보면 다음 날 고통이 너무 심해서 매일 보려고 노력한다. 배변 굵기는 연필 굵기 정도다. 과민성대장증후군 약을 먹고 연고를 바르고 있으나 정말 괴롭다.

저자는 수술 당시 상태와 수술을 받은 동기를 질문하였는데, 두 가

지 이유 때문이었습니다. 첫째는 배변 후 항문 일부가 한 번씩 튀어나오기도 하고 손으로 밀어 넣으면 들어간다고 했고, 대장내시경에서 치핵이 있다는 말을 들어서 H○○ 외과에 가 보았는데 그 병원에서 수술하라 해서 별 생각 없이 했습니다. 지금 생각하면 내가 뭐에 씌었던 것 같습니다. 정말 후회합니다. 그냥 수술 전처럼만 되어도 더 이상 소원이 없겠다고 말했습니다.

증례 3 진료일자 2021. 11월. 83세 남성

주소(chief complain)는 변실금 수술 후 변이 새고 항문이 막힌 느낌이다. 환자는 5년 전 복통으로 내과에 갔는데 치질이 있다고 수술하라 해서 했다. 수술 후 변이 조금씩 내의를 적셔서, 지하철 광고를 보고 H병원에 가서 21. 5. 변실금 수술을 받았다. 그 후 항문이 막힌 느낌이 들고 변 보기가 더 힘들어졌다. 새는 것도 여전해서 다시 갔더니 대퇴에서 살을 떼어내서 항문 주위에 심어 조이는 수술을 한 번 더 하자 했으나 안 했다. 어제 비뇨기과에서 초음파 하다가 항문에 쇠가 들어 있다고 했다. 무슨 소린지 몰라서 본병원에 왔다. 저자가 항문 수지검사를 했을 때 철사줄이 항문관 내로 노출되어 있었다. 괄약근의 조임은 이상 없었다. (환자가 난청이 있어서 대화가 힘들었다.)

문제점

세 증례 모두 첫 수술은 전형적인 경우입니다. 병원에서 자신 있다고 하면서 수술은 간단한데 방치하면 큰일이 생길 수 있다고 말하면서 빨리 수술하자는 식으로 수술을 유도했고 환자들은 가볍게 생각하고 수술을 받았고 수술 당시 병의 상태나 수술 방법, 수술 후 생길 수 있는 문제점을 전혀 모르고 있었습니다. 문제가 생기자 또 수술하자고 했고 환자들은 응했고 여러 번 수술을 받았습니다. 증례 1은 결국 항문을 포기해야 하는 상태가 되었습니다. 또한 수술 후 상태가 하기 전보다 더 나빠져서 후회하고 있습니다.

증례 1은 첫 수술(복강경직장고정술로 추정)이 만족스럽지 못하고 그 수술로 인해 치루가 생겨 수술하였고 다시 장이 처졌다면서(첫 수술이 미흡한 것으로 추정) 복강경 수술을 또 하였고 결국 항문폐쇄증 상태로 되어서 항문을 포기하는 최악의 결과가 되었습니다. 만약에 첫 수술이 잘 되었다면 연이은 수술들은 필요 없었을 것으로 생각합니다. 결국 소송으로 진행되었습니다. 환자가 의사를 이기기는 어렵습니다. 환자는 현재 저에게 치료받고 1달에 한 번 투약을 받고 있으며 **발상의 전환**으로 다행히 장루는 하지 않았고, 지금은 만날 때마다 "교수님 은혜는 늘 잊지 않고 있습니다."고 감사의 말을 해서 어려웠던 만큼 의사된 보람을 느끼게 합니다.

증례 2와 3은 의사들의 말에 환자가 너무 휘둘린 것이 문제입니다. 대장내시경에서 치핵은 정상인도 흔히 보이는 것인데 이것을 제거해야 하는 병으로 생각해서 병원을 찾았고 거기서 어떤 최면술을 받았는지 수술을 받았습니다. 수술 전 환자의 상태는 큰 불편이 없었고(2도 치질) 수술이 꼭 필요한 상태도 아니었을 것으로 판단됩니다. 저라면 간단한 고무결찰술을 추천할 것입니다. 치질 수술 후 가장 골치 아픈 합병증이 항문 협착증입니다. 보통의 치핵절제술은 시간이 짧고 간단하고 출혈도 적지만 항문점막이 많이 잘려 나가면 협착이 잘 생깁니다. 반대로 점막하치핵절제술은 시간이 길고 출혈도 많고 대신 항문 협착은 드뭅니다. 환자는 빈대 잡다가 초가삼간을 태운 격이 되었습니다.

증례 3은 환자가 난청이라 대화도 겨우 할 수 있는 상태에서 복통과 상관없는 치질을 수술하라고 하였고 환자는 응했습니다. 그 후 내의를 지렸는데 변실금으로 진단하였고 항문괄약근 주위를 와이어로 감아서 조이는 수술(티르쉬 수술)을 받았습니다. 당연히 많이 조이면 항문이 막힌 느낌이 올 수 있고, 지금은 괄약근이 잘려서 항문관 안에서 철사줄이 만져지고 있습니다. 첫 수술 당시 철사줄로 감는 수술이고 항문이 좁아져서 변비가 올 수 있다는 설명을 했는지 의문이고 환자는 전혀 알지 못했습니다. 더 중요한 문제는 증례 2처럼 과연 첫 치질 수술이 필요했을까 하는 생각입니다. 환자는 수술한 병원에 가서 철사줄을 제거하고 두 번째 수술을 받지 말고 1년이라도 기다려보라고 권유했습니다

반성 및 대책

첫째, 간단하다는 말에 현혹되지 마십시오. 잘못되면 되돌릴 수 없습니다. 치질처럼 잘라내는 수술은 작게 자르면 재발이 우려되고 지나치면 위의 증례처럼 되돌릴 수 없는 문제가 생길 수 있습니다. 재발은 다시 손볼 수 있어 큰 문제는 안 되지만 항문 협착 같은 경우는 또 다른 무리한 수술을 해야 합니다. 적당한 절제는 생각보다 어렵습니다.

둘째, 첫 수술이 가장 중요합니다 그것이 잘못되면, 문제가 생겨 다음 수술도 무리해지기 쉽고, 또 문제가 생길 가능성이 높습니다. 결국 여러 번 수술하다가 포기하게 됩니다.

셋째, 저자의 조언대로 수술 전에 3인의 의사를 만나서 자신의 상태를 확인하고 수술을 꼭 해야 하는지, 어떤 수술을 해야 하는지, 수술 효과는 좋은지, 어떤 합병증이 올 수 있는지 충분히 상담하고 신중히 외과의사를 선택하였다면 하는 아쉬움이 있습니다. 특히 증례 2, 3은

수술을 받지 않았을 것이고 약간 불편해도 저처럼 큰 비극은 없었을 것입니다.

 네, 마지막은 질문으로 끝내겠습니다. 왜 의사들은 저렇게 자신 있게 수술을 권유할까요?

치질 유감

흔히 오해하고 있는 몇 가지를 말씀드리겠습니다.

1. 치질은 병이 아닙니다. 의학적으로 '치핵'이라고 부르고 정상적으로 필요에 의해서 존재하고 있는 조직입니다. 변인지 방귀인지 감별하고 항문 괄약근 조절에 기여해서 미세하게 새는 것을 막는 스펀지 같은 역할을 합니다. 치료해야 할 치질은 불편이 심한 경우에 국한합니다. 항문 출혈이 심해서 빈혈이 올 정도이거나, 항문이 시도 때도 없이 튀어나오고(3도 치핵) 가끔 붓기도 하는 상태에서 치료합니다. 간혹 등급을 '도' 대신 '기'를 사용하는 것도 좋지 않습니다. 4기 치질이란 말에서 4기 암의 절박함을 연상하게 합니다.

2. 치료는 수술만 있는 것은 아닙니다. 식이, 배변 습관 조절로도 수십 년 잘 지내는 분도 있습니다. 고무밴드 결찰술이나 경화요법 등으로 간단히 해결되는 경우도 많고, 다른 방법으로 실패하거나 심한 경우에는 치핵절제술을 하게 됩니다. 앞의 예처럼 절제술 후 합병증이 생기면 괴롭습니다.

3. 치질 전문 병원이라는 말은 어폐가 있습니다. 탈장 전문이라는 간판도 자주 보입니다. 그런 전문과나 자격증은 없고 그런 간판도 불법입니다. 거기에 "국가 인증"이라는 묘한 추가 글도 있다고 합니다. 물론 국가에서 그런 일은 안 합니다. 외과 전문의가 자격 요건을 갖추고 시험에 응시하면 '대장항문 세부전공 인정의'(전문의가 아님)는 될 수 있고, 계속 일정의 조건을 유지하면 지속됩니다. (군

이 그런 타이틀이 필요 없으면 자격이 상실되어도 새로 따지 않는 대장항문과 교수님도 있습니다.) 보통의 외과의사들은 누구나 치질 수술을 할 수 있습니다. 심지어 부산 인근의 어떤 비뇨기과 의사도 치질 전문이라고 간판을 겁니다.

4. 치질 수술 건수를 자랑으로 거는 병원이 있습니다. 역시 두 가지 측면이 있지만 일반인은 오해할 수 있습니다. '잘 하니까 많겠지' 또는 '불필요한 수술도 하는 거 아냐' 등으로.

5. 신기술, 새로운 장비 등의 광고도 많지만 수술의 본질은 사람이 하는 것입니다. 지나침도 모자라지도 않게 최적의 절제를 하는 것이 의사의 기술이고 수준입니다. 장비는 수술을 편하게 해 줍니다.

6. 드물게 치질 수술 후 직장암이 발견되는 경우도 있습니다. 세심한 의사는 수술 전 병력 문진이나 수지검사로 어느 정도 차이를 알 수 있고 필요하면 대장내시경 검사를 하고 암 수술을 먼저 진행하겠지만 이를 소홀히 하고 치질 수술을 하다가 수술 중에 암을 발견하거나 치질 수술 후 몇 달간 출혈과 불편이 호전되지 않아 다시 검사하여 발견하는 경우도 잊을 만하면 내원합니다.

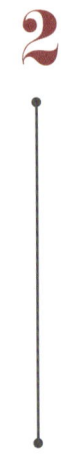

외과의사로 살아가기

세 번의 갈림길

　너무 배울 것이 많고 외울 것이 많아서, 의학 공부는 정말 힘듭니다. 의대 생활은 늘 배움과 시험의 시계추를 타는 세월로, 몸도 마음도 한계를 경험합니다. 고비를 못 넘기고 한 번 처지면 회복이 힘듭니다. 본과 1학년에서 25-30%가 낙제를 합니다. 고비를 못 넘는 사람은 다음 해에도 못 넘길 가능성이 큽니다. 그리고 세 번 낙제하면 제적입니다.
　전공을 외과로 결심한 것은 본과 2학년 때였습니다. 의사의 평생 진로는 졸업 후 인턴을 마치고 레지던트 과정을 선택할 때 결정됩니다.

그때까지 결정을 못 하는 사람도 많습니다. 보통은 자질과 흥미에 따라 내과계와 외과계로 나눈 후 전공을 결정합니다.

때 이른 결심에는 세 가지 동기가 있었습니다. 첫 번째 동기는 결정적일 때 결정적인 도움을 줄 수 있는 외과의 가장 큰 매력에 끌렸고, 두 번째는 나의 자질이 침착하고 체력, 끈기, 손재주에서 타고난 면이 있어서 외과의사가 되는 것이 환자에게 도움을 줄 수 있을 것으로 판단하였고 세 번째는 내과학과 외과학은 겹치는 부분이 많아서 외과의사는 내과를 커버할 수 있지만 내과는 외과를 할 수 없기에 더 필요한 사람이 되고 싶어서 욕심 많게 외과를 선택하고 더 열심히 공부하였습니다. (실제로 군대에서 한 명만 뽑는 경우는 외과를 선호합니다.)

지금 돌이켜 보면 환자만 생각한 다소 어리석은 결정이었습니다. 환자의 결정적인 때를 맞추려면 나는 못 먹고, 못 잘 수도 있고, 환자의 생명과 직결되는 수술을 할 경우 스트레스가 크고, 실패할 경우는 심지어 법적 문제까지 감당해야 하고 내과학 공부까지 해야 하니 더 힘듭니다. 의료보험이 된 후는 위험에 비해 물질적 보상도 박합니다. 보험 안 되는 것이 돈 버는 현실에서 외과는 생명과 직결된다고 모두 보험에 포함됩니다. 이제 외과는 지원자를 찾기도 어렵습니다.

그래도 후회는 없습니다. 선택한 동기가 옳다는 신념은 여전하고 보람도 커서 나는 다시 태어나도 외과를 선택할 것입니다.

졸업 무렵 외과는 경쟁자가 많았습니다. 젊은 나이에 주어진 길을 벗어나고픈 마음(역마살?)과 의대교수라는 로망에 훌륭한 스승님도 많은 신생 의과대학인 고신대 복음병원을 선택하였고, 경쟁 속에서 자랑스러운 외과 전공의가 되었고 수련을 끝내고 전문의가 되어 3년의 군복무를 마치고 1990년 그토록 바라던 외과 교수가 되었습니다.

세부전공으로 대장 항문을 선택한 동기는 역시 수술이 힘들고 합병증이 생기면 생명이 위험하기 때문에 선택하였습니다. 1992년 고신의대 외과에서 세부전공으로는 처음으로 대장항문과를 개설하였고 지금에 이르렀습니다. 그동안 훌륭한 후배교수들도 영입하고, 대학의 과제인 교육, 연구, 진료에서도 최선을 다해왔고, 25세 청년은 이제 정년퇴임을 앞두게 되었습니다.

바라던 것들을 모두 성취한 필자는 참으로 행운아였습니다. 그 중 교육 부분을 고신의대에서 배운 것들과 내가 보탠 것들을 회향하는 마음으로 정리하였습니다.

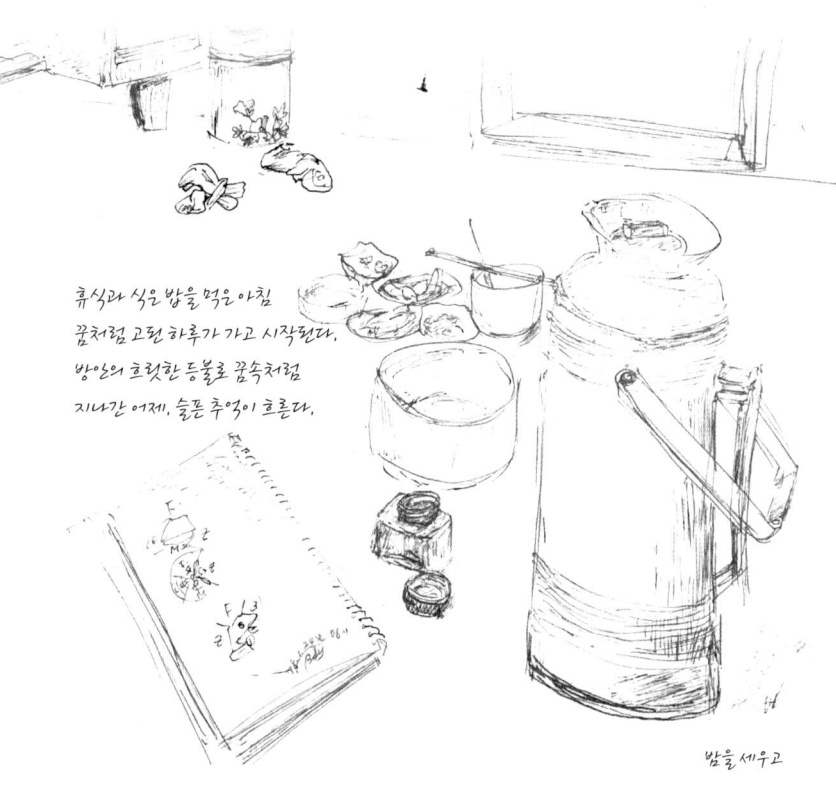

의대 1학년, 첫 시험(해부학 두개골) 전에 stress와 같이 밤을 새우고 그렸습니다.

이 땅에서 외과의사로 살아가기

 누구든 자신의 삶이 고달프다고 합니다. 시인은 눈물 봉투 안에 살아야 시가 나오고 내 친구 화가는 캔버스로 머리를 두들깁니다. 소설가는 모티브를 찾아 머리를 쥐어뜯고 어머니들은 자신의 삶이 너무 파란만장하여 소설로 몇 권을 써도 모자란다고 하시고 이 땅의 아버지들은 왜 사는지 모르겠다고 합니다. 오죽하면 부처님이 인생을 고해라고 하셨겠습니까!

 의사는 어떨까요? 혹자는 별것도 아닌 재주로 돈만 많이 번다고 빈정대기도 합니다. 과연 그런지 한 번 봅시다.

 며칠 전에 대장암으로 수술받으러 온 환자가 있었습니다. 간경화에 복수가 차 있고, 만성 신부전증에 만성 폐쇄성 폐질환까지 겹쳐서 그냥 암이 없더라도 몇 년 못 사실 분인데 암으로 장이 막히면 한두 달 살기가 어려운 지경이라 수술을 하긴 해야 하는데 수술 후 사망률이 50% 정도로 예상되는 데 보호자는 어떻든 수술해달라고 졸랐습니다. 입원한 날부터 자나 깨나 그 환자 생각이고 근심으로 잠이 안 옵니다. 정말 될 수만 있다면 이 잔을 피하고 싶습니다. 그러나 피할 수 없습니다. 의사로서 도덕적인 책임으로 짐을 질 수밖에……. 환자도 의사도 도살장에 끌려가는 소와 같은 신세라 결과가 안 좋을 줄 뻔히 알면서도 수술하고 혹시 회복이 안되면 수고했다는 말도 듣지만 보호자가 표변하여 때로 멱살도 잡히고 갖은 모욕도 받고 살인자처럼 법정에 서기도 합니다. 법의 보호는 기대하기 어렵습니다. 설혹 이 환자가 잘되더라도 무슨 환자가 그리도 많은지 다음 환자가 기다리고 있습니다. 때로 쉬고 싶을 때도 있고 몸이 괴로울 때도 있지만 환자가 기다려 주는 것도 아니고 하루 종일 수술해야 합니다. 내 몸이라도 내 것이 아닙니다. 그렇게 살다 보면 한 해가 번개처럼 지나갑니다. 매년 100여 건이 넘는 수술을 하다 보면 5% 정도의 원치 않은 결과가 생긴다는 통계가 있습니다. 의과의사가 숙명처럼 지고 다니는 짐입니다.

이 땅에서 외과의사로 산다는 것은 무거운 짐을 지고 절벽길을 아슬아슬하게 걸어가는 직업입니다. 반드시 실족하게 되어 있고 상처 입은 몸으로 다시 걸어가야 하고, 안되면 기어서라도 가야 합니다.

그럼에도 필자는 이 직업을 소명으로 여기고 저 환자를 내일 아침에 수술해야 합니다.

어떤 사람이 의사가 되고 외과를 하는가?

얼마 전 전공의 1년차 1명이 그만두었다는 것을 알게 되었습니다. 군대를 마치고 외과에 입문한 지 1달이 조금 더 된 시점에 포기하였습니다. 본인으로 봐서도 1년을 기다려서 다시 다른 과를 선택해야 하니 손해가 되겠지만 다른 외과 전공의들이나 교수들도 씁쓸하긴 마찬가지였습니다. 올해는 모집정원을 채웠다고 좋아했는데……. 혹시나 다른 사람이 올 수도 있는데 자리만 축냈다고 말할 수도 있지만, 사실 빈자리가 있어도 더 올 사람도 없는 형편입니다. 이유는 다 짐작하는 바입니다. 3-4일에 한 번씩 당직근무가 너무 힘들고 또 교수가 되어서도 밤에 수술 때문에 불려 나오는 것을 보고 그렇게 살고 싶지 않다는 것입니다. 집담회에 모인 교수들이 그런 말을 듣고 농담으로 "우리의 대변인이네."라고 하였지만 현실이 안타깝고 자괴감마저 느끼는 분위기였습니다.

그런 일이 있고 며칠 후 한 여학생이 저에게 "외과의 매력을 무엇이라고 생각하십니까?"라고 개인적인 질문을 하였습니다. 체구가 당차고 씩씩해서 외과에 뜻이 있는 듯했습니다. "가장 큰 매력은 결정적인 순간에 결정적인 도움을 줄 수 있다는 것이다. 그러나 뒤집어 생각해 볼 줄 알아야 한다. 환자에게 그러하지만 나는 고생스럽기 한이 없다. 개도 밥 먹을 때는 안 건드리는데 제때 못 먹고, 못 자고 스트레스에 시달려야 한다. 게다가 돈도 못 번다(자랑도 아닌데). 한쪽만 보고 선택했다가는 후회하게 된다. 결혼도 비슷하지. 씩씩하고 결단성 있는 사람이 나중에 알고 보니, 독선적이고 폭력성이 있었다든가, 부드러운 사람이 의존성이 많았다든가 하는 일이 많지. 양쪽을 볼 수가 있어야겠지. 가능하면 어른들의 말을 듣는 게 좋을 거야."라고 충고 비슷한 답변을 하였습니다.

본과 1학년 때, 연거푸 두 번 낙제한 형 두 명이 같이 공부하게 되었습니다. 고교 선배인 김형은 연배가 많고 바둑의 고수였고 장사도 하였습니다. 중간고사가 끝날 무렵 다시 포기하였고 얼마 후 결혼식을 하게 되어 친구 둘과 함께 결혼식에 참석하였습니다. 결혼식이 끝나고 "형, 조금만 더 분발하시면 되겠는데 왜 포기하십니까?" "그래, 말은 고맙다. 그렇지만 의사란 것이 우습다. 너희들은 다른 곳을 보지 말고 열심히 공부해라. 나는 앞으로 10년 뒤에는 너희들보다 잘살 수 있는 자신이 있다. 그때 다시 이야기하자." 그 후 아직 만나보지 못했습니다. 이 글을 쓰다 보니 보고 싶어집니다. 다른 1분인 석형도 포기하였습니다. 당시 해부학 교수님이 말씀하시기를, "인생을 너무 많이 알아서는 의사 못한다. 쟤들은 너무 많이 알아."

의사가 된다는 것은 한 곳만 볼 줄 아는 편협한 사람이거나 양쪽을 모두 볼 수 있는 시야를 갖추고도 기꺼이 이 길을 택한 사람이거나 둘 중의 한 부류에 속할 것입니다. 현실은 편협한 부류가 많은 것 같습니다. 부모 말 잘 듣는 모범생들이 주로 의대에 오다 보니 어려서부터 칭찬을 받고 우쭐한 사람이 많은 것입니다. 더욱이 외과의사가 된다는 것은 더 많은 사명감을 요구합니다. 아니면 세상을 정말 모르든가.

수술실에 드는 마음가짐

1. 마음가짐

경험이 많은 외과의사들에게 꼭 당부하는 것은 매너리즘에 빠지지 말라는 것입니다. 수술은 천 건 이상 하다 보면 환자들도 질병도 다 그게 그거라는 느낌에 빠져 집중력을 잃을 때가 생깁니다. 그렇게 되지 않기 위해서는 외과의사로서 처음의 마음가짐을 잊지 말아야 하고 각 환자마다 첫 면담부터 다른 사람들과 차별화된 개인적인 유대를 맺도록 노력해야 합니다. 하다못해 나와 환자가 종씨라든지, 환자가 젊다는 것이나 나처럼 못생겼다든지 별 특징이 없다는 것까지도 차별화의 이유가 될 수도 있습니다. 환자에게 관심을 가지면 그런 것들이 많이 발견되고 그만큼 그는 나에게 특별해집니다. 나도 간혹 지치고 힘들 때가 있습니다. 그럴 때면 이렇게 마음을 다잡습니다. 수술실에 들어가면서 처음 의사의 가운을 입었을 때와 처음 수술 가운을 입고 보조의사로 수술 참여하였을 때와 처음 부검을 참관하던 때의 가벼운 긴장과 흥분을 상기합니다. 그리고 새롭게 다짐합니다. 오늘 수술할 환자는 정말 특별합니다. 그는 우주에서 유일무이한 인간이며 나를 믿고 유일한 생명을 맡긴 사람이기 때문입니다. 이번 수술은 그에게는 마지막 기회가 될 것이므로 나는 최선을 다해서 그를 도울 것이다 라고.

초보의사들에게 당부하고 싶은 것은 자신이 하수라는 것을 당연하게 인정해야 합니다. 잘 모르면 묻고, 안되면 선배의사의 도움을 받는 것을 주저해서는 안 됩니다. 초보이므로 숙련된 의사들 보다도 수술

시간이 두 배 정도로 긴 것이 당연합니다. 간혹 수술 시간이 너무 길어지면 마취의사나 간호사들이 피로한 표정을 노골적으로 드러내기도 하고 인간적으로 미안하기 짝이 없어 수술을 서두르는 마음이 자연히 생기게 되며 특히 수술의 끝마무리가 소홀해지기 쉽고 이는 합병증으로 연결됩니다. 복벽을 닫기 직전 시행하는 최종 점검과 철저한 복강세척은 가장 중요한 마무리인데도 소홀해지기 쉽습니다. 처음에는 시간이 얼마나 걸리든 완벽한 수술을 해서 합병증이 없도록 하는 데 최우선을 두어야 합니다. 오직 환자의 입장에 서야 하고 수술복이나 기구도 오염이 의심되면 즉시 새것으로 교체하고 그러다 보면 제대로 된 초보의사는 주위사람들을 전혀 봐주지 않는 것처럼 보이고 특히 간호사들에게는 어느 정도 악명이 높아야 합니다. 가장 경계해야 할 것으로 시간이 짧게 걸렸다고 자랑하는 의사들이 있는데 결코 본받아서는 안 됩니다. 처음 몇 년간 완벽한 수술에 집중하다 보면 기술도 늘고 시간은 줄어들게 됩니다. 그러나 처음부터 시간 짧게 걸린 것으로 자존심을 보상 받으려는 의사에게는 더 이상 미래가 없습니다.

2. 준비와 점검

로켓을 발사할 때 철저히 점검하고 최종적으로 카운트 다운하면서 점검합니다. 수술 전 준비와 점검도 이처럼 중요합니다. 환자의 문제점을 철저히 파악하고 있어야 하고 각종 검사자료도 익혀 두어야 합니다. 전공의들은 좀 일찍 들어와서 차분하게 진료기록을 다시 점검해야 하고 집도의가 들어오면 문제점에 대해 상의합니다. 그리고 집도의가 그런 문제들을 어떻게 해결하는지 보고 배우는 것이야말로 생생하고 알찬 공부가 될 것입니다.

수술실에 들어가는 사람은 무균적으로 장갑 끼는 법, 옷 입는 법, 무균 조작 요령을 숙지해야 합니다. 옷 입을 때는 공중에 매달려 있는 물건에 부딪치지 않게 조심하고 장갑 끼는 것은 너무 중요하므로 따로 설명하였습니다. 무균 조작은 능숙하게 몸에 익을 때까지 서로 지적해주도록 합니다. 조금이라도 오염(contamination)이 의심되면 학생이라도 교수에게 지적해야 하고 집도의는 그렇게 할 수 있는 분위기를 만들 책임이 있습니다.

기본적인 수술 기구의 이름과 사용법도 알고 있어야 하며, 특히 처음 대하는 기구의 이름은 사전을 찾아서 철자와 발음을 익혀 둡니다. 처음이 가장 중요한 것입니다. 사전을 한 번도 찾아보지 못한 선배에게서 엉터리로 배워서 후배에게 배운 대로 가르치고 있다면 나부터 새로 시작해야 합니다.

3. 예의--유치원에서 배운 것이지만 행하기는 어려운 것들
--타인 존중

보조의사는 시간을 지키는 것은 말할 것도 없고, 집도의의 집중을 흩트리는 소리, 냄새, 행동을 하지 말아야 합니다. 얼굴을 맞대고 수술해야 하므로 담배 냄새나 식사 후 마신 커피와 구취가 혼합된 냄새도 좋지 않습니다. 무의식중에 관절을 꺾어 소리를 내거나 환자의 몸 위에 쓰는 기구를 올려놓거나 손이나 팔을 걸치지 말아야 합니다. 안 쓰는 기구는 즉시 반납하도록 합니다.

집도의는 수술이 잘 안될 경우 보조의사나 간호사에게 짜증을 전가하거나 옆방에 들릴 정도로 고함지르는 의사도 있는데 결코 있어서는 안 됩니다. 모든 책임은 집도의에게 있으므로 자기 얼굴에 침 뱉는 격입니다. 교육 병원이므로, 참관 학생들의 교육에도 신경을 써주어야 합니다. 수술이 끝난 경우에는 반드시 마취과 의사와 간호사들에게 감사를 표해야 합니다.

수술 참관하는 학생들은 마취과 의사나 간호사들의 방해가 되지 않도록 주의합니다. 부끄러워하지 말고 의심나는 것은 즉각 물어봐야 합니다. 무식한 것도, 묻는 것도 모두 등록금 내는 학생들의 특권이니까요. 역시 수술이 끝나면 "수고하셨습니다." 정도의 인사를 서로 주고받는 것이 기본입니다.

처음 하는 수술의 떨림

　외과의사라면 누구든 겪어나가는 공식적인 과정이 있습니다. 수술 참관을 하고 보조 의사로 참여하고 결국 집도의사가 되어 나가는 과정입니다. 그리고 단계별로 체계화된 과정을 밟아 나갑니다. 전공의 1년차 과정에서는 충수염 집도식, 2년차 과정에서는 담낭절제수술 집도식, 3년차 과정에는 위수술 집도식, 대장수술 집도식을 하게 됩니다. 전공의를 마치고 나서도 새로운 기술이나 기구가 개발되면 동물 실험을 거쳐서 사람에게 시술하게 되는 경우가 있습니다.

　전공의 과정의 집도식은 선배들의 직접적인 지도와 교수들의 담금질을 받게 되고 충분이 무르익었다고 생각되면 자격을 인정해 주는 집도식을 하게 됩니다. 그 중에서도 제일 처음 하게 되는 충수염 집도식은 외과의사로서 처음으로 인정받는 것으로 떨리는 기억과 감동으로 평생을 간직합니다. 교수님이 수술자의 자리에서 칼(메스)을 전공의에게 넘기고 자리를 바꾸어 보조의사 자리로 가고 전공의가 한 사람의 외과의사로서 첫 수술을 시작하고 끝냅니다. 아름다운 의식입니다. 떨리지만 불안은 없습니다. 든든한 선배와 교수가 받쳐 주는 까닭입니다.

　교수가 되어서도 중요한 수술은 역시 위의 과정을 겪게 되는데 선배 교수님의 수술을 참관하고, 보조의사를 거쳐, 마침내 칼을 받고 선배가 보조의사로 지원하면서 첫 수술을 하게 됩니다. 성공적으로 끝난 후 선배의사는 더 이상 들어오지 않고, 상황이 어려운 경우 요청하면 도와줍니다. 예를 들면 신장이식 수술 같은 것인데, 이 수술은 집도

의사의 스트레스가 심합니다. 잘못되면 신장을 준 사람과 받은 사람이 모두 피해를 보게 되기에 책임감이 어깨를 누릅니다. 오늘 나는 후배 의사에게 단독으로 집도를 맡겼고 결과는 성공적이었습니다. 홀가분합니다.

위의 경우와 달리 선배 교수님의 지원을 못 받는 경우도 있습니다. 이제까지 없던 수술을 내가 처음 하는 경우나, 새로운 장비의 개발로 이끌어 줄 선배가 없는 경우 첫 수술은 심한 스트레스를 받게 됩니다. 물론 동물 실험을 거치지만 막상 사람에 적용하는 것은 역시 떨리는 일입니다. 예를 들면 처음 하는 로봇 수술이나 복강경 수술 같은 것이 해당됩니다. 자신이 책임지고 철저한 준비와 연습, 그리고 자신을 믿고 용감하게 행하는 수밖에 없습니다. 필자도 이런 경우가 몇 번 있었고 결과는 모두 성공적이었지만 막상 또 다른 도전이 오면 할까 말까 갈등에 빠집니다. 그러다가 결국 하는 쪽으로 가닥을 잡아 왔습니다. 힘이 들면 후회도 하지만 내가 해야만 하는 일이기에.

환자-의사 관계(rapport)를 위한 조언

환자-의사 관계가 옛날 같지 않다는 말을 흔히 듣습니다. 환자들의 권익이 많이 강조되는 현실이고, 간혹 의료사고라도 생기면 법정의 결과를 볼 필요도 없이 인터넷에서 수많은 어린 사람들이 단골메뉴로 "개ㅇㅇ들아, 도둑ㅇ들아, 허준을 보라, 장금이를 본받아라, 이런 쳐죽일 의사ㅇ들아"고 도배됩니다. 중요한 것은 욕설 대상이 복수라는 점입니다. 모든 의사가 도매금으로 매도되고 이런 분위기는 확대재생산됩니다. "적어도 상황을 정확히 모르면 알 때까지는 언행을 자제하는 것이 제대로 가정교육받은 사람의 태도"라고 지적이라도 하면 "너 이ㅇㅇ, 너 의사지……"라는 댓글을 하루도 안 돼 수백 통 받으리라고 확신합니다. 정말 험한 세태입니다. 의사들처럼 일사불란하게 욕먹지는 않지만 정치인이나 기업인들도 단골 고객입니다. 사회 전반적으로 불신 풍조가 팽배해 있습니다. 이런 현실에서 환자-의사 관계, 특히 첫 만남은 너무나 중요합니다. 동일한 지식을 갖추고도 의사에 따라 환자를 대하는 태도나 방식은 천차만별입니다. 저자는 임상 실습하는 학생들에게 반드시 외래진료를 참관하도록 하고 있고, 환자를 대하는 태도와 기술을 배우는 것뿐만 아니라 말과 글로 전하기 어려운 감정의 교류까지 느껴 보도록 유도하고 있습니다. 너무 어렵게 생각할 필요는 없습니다. "뿌린 대로 거둔다"는 우주의 기본 법칙은 예외가 없기 때문입니다. 모든 만남이 그러하듯이 첫 만남은 향후의 관계 형성에 아주 중요합니다. 경험이 일천한 초보 의사들이 환자들과 첫 만남에서 다시 한번 상기했으면 하는 것들을 정리해보았습니다.

1. 환자를 존중하라

어느 분야든 인생을 진지하게 살아온 사람이라면 외모는 물론이고 그가 성취한 정도나 신앙, 지식수준과 상관없이 누구라도 존중받아야 하고 그에게 배울 것이 반드시 있다고 생각합니다. 의학은 내가 선생님이지만 그의 분야는 내가 배워야 합니다. 그는 단지 의학적 도움이 필요한 것이지 인격적으로 결코 열등한 것은 아닙니다. 이점을 망각하고 일부 의사들은 자신이 모든 면에서 우월하다고 착각하고 행동하는 사람이 있습니다. 특히 이런 사람일수록 자신의 권위를 조금이라도 손상 받았다고 생각하면 참지를 못합니다. 선생님이라고 부르지 않는다고 환자를 꾸짖기도 하고 환자의 말을 자르고 내 말부터 들으라고 윽박지르기도 하고 다른 병원에 가겠다고 하면 화부터 내는 유치한 의사들이 생각보다 많습니다. 특히 나이 드신 환자분에게 반말이 나온다면 정말 곤란합니다. 교회 장로이자 전직 교수인 모씨는 노인 환자들의 고통 호소에 "그러니까 교회 나가라 카이!"라고 반말로 윽박지르는 것을 자주 보았습니다. 그는 의사 이전에, 신앙인 이전에 인간이 덜 된 것입니다. 그런 그가 교회로 강연 다니면서 감동 잘 주는 유명한 분이라니 타고 난 사람입니다. 그 결과, 환자들뿐만 아니라 일반 대중들까지도 "의사들이 거만하다, 불친절하다, 말도 못 붙이게 한다"는 것이 일반적인 관념이고 보면 인터넷의 혹평도 자초한 것일 것입니다. 자성해야 합니다. 의사의 권위는 알량한 자존심에서 나오지 않습니다. 먼저 인간이 되고, 다음으로 실력을 갖출 때 내세우지 않아도 저절로 우러나오는 것입니다. 상대를 존중해주는 첫 번째 공식은 미소 띤 얼굴로 먼저 인사를 건네는 것입니다. 진료 대기시간이 너무 길었다면 한마디 사과는 당연합니다. 특히 약속을 꼭 지키는 것도 상대를 존중하는 기본입니다. 수술이 길어지는 것처럼 피치 못한 일이 생긴 경우는 사전에 연락해서 기다리지 않게 해야 하고 정중히 사과해야 합니다.

2. 자신을 비우고 경청하고 대화하라

처음 온 환자는 모든 것이 불편하고 불안합니다. 의사인 나도 다른 병원에 가면 직원들의 태도에 불편함을 느낄 때가 많습니다. 진료시간이 늦다고 화를 내기도 하고 징징거리기도 하고 병원을 쇼핑하면서 의사를 시험하려 들기도 하고 심지어 가족들이 의사를 압박하는 태도를 보일 수도 있습니다. 이런 경우 즉각 반응하는 것은 세련된 의사가 할 일이 아닙니다. 의사는 환자를 돕기 위해 있는 것임을 명심합니다. 결코 화내지 마십시오. 내적 평정을 잃지 않고 그들의 동기를 이해하도록 노력해야 하고, 진정으로 원하는 것이 무엇인지를 파악해야 합니다. 그러기 위해서는 의사가 먼저 따뜻한 분위기를 만들어야 하고 자신의 선입관을 투사하거나, 감정적인 반응은 절대 금물입니다. 특히 필자는 전공의들에게 절대로 미간을 찌푸리지 말라고 주문합니다. 의사가 인상 쓰고 있으면 환자는 어떤 생각이 들겠습니까? 경청이란 말은 자신의 욕구를 억제하고 진심으로 이해하고자 노력하는 것을 말하며, 세련된 의사라면 병에 대한 환자의 설명을 함부로 가로막지 않고 들어주면서 대화를 통해 그와 가족들의 지식수준과 그들의 감정 상태까지 알아차릴 것입니다. 그리고 그 수준에 맞게 이해할 수 있는 말로 설명을 시작하고 그들의 불안까지 다독여 줄 것입니다.

3. 솔직해야 한다

대부분의 환자가 무의식적으로 자신의 주치의를 신처럼 믿고 의지하려는 태도를 보입니다. 허세를 부려도 자신감에 차 있다고 이쁘게 봐주거나 믿음이 간다고 생각할 수 있습니다. 의사가 구세주처럼 행세하기는 쉽습니다. 그러나 옳지 않습니다. 처음에는 좋을지 몰라도 결국 모든 것은 드러나게 마련이고 더 큰 고통과 배신감까지 겹쳐서 신뢰마저 잃게 되는 최악의 상태가 되고 원수처럼 변하는 수도 있습니다. 그의 심적 수준에 따라 약간의 가감은 있어도 자신과 현재 의학의 한계를 솔직하게 설명하고 그 속에서 환자와 가족들에게 최선의 방법을 권유하는 것이 옳습니다.

4. 먼저 자신의 그릇을 키우고 행복으로 채워라

위의 몇 가지 조언은 의사-환자 관계 이전에 인간으로서 당연히 지켜야 할 것들이고, 누구라도 알고 있지만 지키는 것은 어렵습니다. 거짓말하거나 때로 협박조로 이야기하는 환자에게 화를 내지 않는다는 것이 쉽지 않을 것입니다. 가장 좋은 방법은 자신을 변화시키는 것입니다. 그릇을 키워야 합니다. 작은 연못은 바위 하나로도 넘치지만 바다는 모든 것을 수용합니다. 자기만 있던 세상에서 자신은 그 일부에 불과함을 깨우쳐야 합니다. 처음에는 엄격한 수련이 필요하지만 그릇이 커질수록 점차 너그러워집니다. 환자들의 거짓말이나 협박까지도 생명이 위협받는 상황에서 충분히 그럴 수 있다고 받아 줄 수 있게 됩니다. 한순간도 홀로 존재할 수 있는 생명체는 없습니다. 은혜로운 관계로 서로 의지하고 있음을 깨달을 때 우리는 행복과 감사로 충만되고 부담 주지 않게 베풀 수 있는 사람이 될 수 있습니다. 이런 사람들의 특징은 함부로 화내지 않고, 진심으로 미워하지 않고, 누구와도 친하게 지내고, 특히 행복한 가정생활을 영위하며, 자기 일을 사랑하고 열심히 하며, 작은 일도 소중히 여기고 예찬하므로 즐겨하는 취미도 많을 것입니다. 의사로서뿐만 아니라, 인간으로서도 바른길이 아닐까요?

환자-의사 관계가 예전 같지 않다고 해도 본질은 변하지 않았습니다. 서로 주고받는 것입니다. 의사가 환자를 인격적으로 존중하고 진심으로 도우려 하는데 어떻게 사이가 나빠질 수 있겠습니까? 물론 환자들도 천차만별이어서 때로는 조폭도 있고, 협잡꾼도 있었습니다. 그래도 아직 우리 사회가 그렇게 절망할 정도는 아니라고 봅니다. 이 험한 세태에서 30여 년 이상 외과의사로서 살면서 멱살 한 번 잡혀 본 적 없고 협박 비슷한 것도 두 번밖에 받아보지 않았으니 그런대로 괜찮은 편인 것 같습니다. 그리고 먹고살 만하게 벌고, 가슴 뿌듯한 일과 감사한 기억들이 훨씬 많으니까.

수술 합병증을 줄이기 위한 비결?
(1부를 쓴 계기)

의대생을 위한 질문 몇 가지.

1. 외과 수술 후 가장 흔한 합병증을 5개만 예를 들고 그중 예방 가능한 것은 어떤 것인가?
2. 주위조직 침범이 없는 암수술의 경우는 평균 실혈량이 몇 mL 정도 될까?
3. 대수술 후 합병증률은 통상 몇 % 정도이고 통상적으로 허용되는 수준은?
4. 사과가 똥에 떨어져 똥이 묻었다. 사과는 꼭 먹어야 한다면 어떻게 하는 것이 좋을까
5. 외과수술 후 복강 세척은 몇 번 이상 하는 것이 좋을까? 한번 세척 시 장을 몇 번 정도 흔들어 주는 것이 좋을까?
6. 창상열개가 생기는 원인은 어떤 것이 있는가?
7. 국보급 외과의사라고 지칭하려면 합병증률이 몇 % 이하가 되어야 한다고 생각하는가?

존경하는 소아과 교수님의 친척 누님을 췌장암으로 췌십이지장절제술(Whipple's operation)을 하였습니다. 보통 4-6시간 정도 걸리는 대수술입니다. 수술은 실혈량이 30 mL에 불과할 정도로 완벽하게 진행되어서 깔끔하게 끝났습니다. 그런데 술 후 8일경 장폐색증이 생긴 것입니다. 결국 환자는 재수술까지 받게 되었습니다. 누구도 원치

않으나 피할 수 없어 겪게 되는 외과의사들의 운명적인 짐, 수술 합병증을 피하는 비결이라니 과연 그런 비결이 있기나 할까? 황당한 명제인 만큼 너무 심각하게 받아들이지 말아 주었으면 합니다. 그 일이 있은 후 이런 생각을 하였습니다. 고스톱에는 운칠기삼(運七技三)이란 속어가 있는데 초보 의사의 경우 수술은 기칠운삼이라고 생각합니다. "운이 3할이나 된다면 어디 불안해서 수술받겠는가?" 하고 반문할 독자도 있으리라. 그러면 "원해서 수술받는 사람이 어디 있냐, 어쩔 수 없어 해야 하는 거니 감수할 수밖에 없습니다."라는 의사의 반문도 있겠습니다. 의사의 수술 기술이 70%이면 나머지 30%를 어떻게든 줄여 나가는 것이 비결입니다. 30% 중에서 20%는 환자 요소이고 5%는 의사의 몸 상태나 성의가 되겠고, 5%는 정말 운이라 생각합니다. 그래서 본 교실에서는 전공의 교육목표를 합병증률을 5% 미만으로 유지하는 것으로 하고 교수들은 합병증률 0점대(1% 미만)를 목표로 하고 있습니다. 소아과 교수님에게 들은 말은 위의 환자분은 30여 년 더 살다가 돌아가셨다고 하며 가족들이 정말 췌장암이 맞는지 의심하기도 하였다고 합니다.

1. 적절한 시기와 전처치의 중요성(20%에서 10% 이하로 줄이기)

우선 환자의 상태를 정확히 판정하고, 내과적 치료와 외과적 치료의 장단점을 분석하여 적절한 시기에 수술하는 것이 가장 중요한 비결입니다. 즉시 수술해야 할 질병이라도 환자의 상태가 수술을 감당할 수 없는 경우가 있습니다. 만성 간질환이나 심장병이나 고혈압, 신부전증, 당뇨나 갑상선 등의 내분비질환, 영양실조 등이 겹쳐 있으면 타과 전문의의 의견과 수술위험도를 예측하는 지표들을 고려하여 판단해야 합니다. 수술 전 치료로써 위험을 감소시키고 수술 범위나 수술법도 잘 선택해야 합니다.

2. 의사의 포괄적 능력과 판단력(10%에서 5%로 줄이기)

의사와 환자가 만나는 것은 운명적이라는 말이 있습니다. 일단 주치의가 정해지면 다른 의사가 개입할 수 없습니다. 대학병원에서는 서로 상의도 하지만 모든 결정과 그에 따른 책임은 주치의가 져야 합니다. 단순한 상황이라면 의사로 인한 차이가 적지만 복잡한 질병이라면 때로 상반되는 치료가 필요한 경우도 많이 생기고 세부전문의들의 의견도 다를 수 있으므로 이를 종합하여 각각의 우선순위를 정하는 것은 순전히 주치의의 몫입니다. 그러므로 주치의는 내과를 포함한 포괄적 지식이 필요하고 경험도 필요합니다. 일단 수준급의 의사를 만났다면 수술 합병증은 5% 이하로 줄어듭니다. 대수술 후 5%의 합병증은 전 세계적으로 인정되는 수준입니다.

3. 허점 없는 수술 기술-특히 원리에 입각한 완벽한 기본기술
(5%에서 1%로 줄이기)

모든 외과수술에서 공통적으로 올 수 있는 합병증은 출혈(술후 1-2일내), 문합부 누출(술후 1주경), 감염증(술후 1주), 창상열개(술후 1주경) 그리고 장유착으로 인한 장폐색(1주-수년) 등인데 다행히 이들은 수술 기술의 향상으로 거의 1% 미만으로 줄일 수 있습니다. 술후 출혈은 수술 중 지혈이 완벽하지 못한 것이 원인입니다. 간혹 췌장 수술이나 치질 수술 후에 드물게 1주경에 출혈이 생기는 경우가 있지만 역시 수술 중 지혈이 가장 중요합니다. 췌장 수술은 잘했는데 소화액이 새어 나와서 혈관이 녹아서 불가피하게 생겼다는 의사도 있는데 구차한 변명일 가능성이 큽니다. 수술을 잘했으면 왜 소화액이 새겠습니까? 역시 통계가 말해 줍니다. 합병증률이 5% 정도의 의사가 그렇게 이야기하면 그럴 수도 있고, 1% 미만인 사람이면 그 말이 맞을 것입니다. 좀 심한 경우는 20%까지 합병증이 생기는 데 그런 의사의 말은 핑계로 봐야 할 것이고 원인은 기술 부족으로 봐야 할 것입니다. 중요한 동맥은 이중으로 결찰하고, 다른 조직의 불필요한 손상이 없도록 해야 합니다. 저자의 경우는 1,000여 건의 암수술이나 출혈성 경향이 심한 200여 건의 신장이식 수술 후에도 출혈로 재수술한 경우는 거의 없었습니다. 문합부 누출은 연결부위의 혈행 유지가 가장 중요한 핵심인데 구체적인 기술은 중요하므로 따로 기술하였습니다. 대장항문은 통상적으로 누출률이 5-10% 정도로 높게 보고되고 있는데 특히 직장암 수술에서 항문을 보존하기 위해서 약간 무리하는 경우가 있고 장내 용물이 세균이 많아서 누출률이 높은 것으로 되어 있으나 저자의 경우는 항생제를 예방적으로 하루만 사용해도 누출률이 0점 대(1% 미만)인 것을 보면 역시 수술 기술이 더 중요한 원인이라 하겠습니다. 술후 감염증은 복강내 감염증과 절개부위(복벽) 감염증이 있는데 수술 중 오염을 피하고 정확한 기술로 문합부 누출을 예방하고, 복강을 닫기 직전 생리식염수로 충분히 세척함으로써 역시 0점대를 유지할 수 있었습니다. 생리식염수 세척은 많을수록 좋습니다. 필자는 이렇게 비유하곤 합니다. 사과가 똥에 떨어졌다, 몇 번 씻고 나면 먹을 만할까? 현실에서는 당연히 안 먹고 버리겠지만 수술에서 장에 변이 묻었다고 그렇게 버릴 수는 없습니다. 오염이 없을 경우 1번 세척 시 창자를 100번을 흔들어 씻고, 그렇게 3번 이상 세척합니다. 물론 오염이 있었다면 세척액이 깨끗해서 마실 수 있을 정도가 될 때까지 세척하라고 가르칩니다. 수술 후 1주경 복벽이 벌어져 창자가 보이는 창상열개는 환자에게는 엄청 당황스러운 사태인데, 가장 큰 원인은 부적절한 봉합기술에 있고 특히 자기 딴에는 튼튼하게 한다고 손이 벌벌 떨릴 정도로 실을 잡아당기면서 꿰매는 것은 기본에서 벗어난 것으로서 혈액순환이 안 되어서 오히려 치유가 지연되고 열개를 조장하는 일입니다(여담 참조). 다른 원인으로 봉합사의 종류, 상처의 감염, 환자의 영양 불량 또는 복강내 다른 합병증이 생긴 경우 등이 있는데 제대로만 하면 거의 예방 가능합니다. 다만 방사선 치료 후 수년 뒤에 수술하는 경우 열개가 생기는 것은 현재로서는 별도리가 없습니다. 복부비만은 창상열개와 무관하다고 생각됩니다. 장유착은 현재로서는 뚜렷한 예방책은 없으나 저자의 생각으로는 손상으로 염증반응이 유발되면 섬유화가 일어날 수 있으므로 염증의 원인이 되는 손상을 차단하는 것이 도움이 된다고 믿고 있습니다. 대장수술의 경우는 비닐로 수술 전에 소장을 감싸서 접촉이나 저온으로 인한 소장의 장막 손상을 극소화하고 절개로 손상, 노출된 복막을 대망이나 다른 창자로 덮어줌으로써 어느 정도 성공적으로 예방할 수 있었습니다. 절개부위를 보호하는 물질이 상품화되어 있으나 동물실험 결과이고 효과 검증이 어려워 아직 신뢰가 가지 않습니다.

요약하면 상태가 안 좋은 환자라도 주치의는 적절한 술 전 조치와 세부 전문의들의 협조를 통괄 조정함으로서 수술 위험도를 5%까지 낮출 수 있고, 수술기술의 향상을 통해서 수술 자체로 인한 합병증은 1% 이하로 떨어트릴 수 있습니다. 저자의 경우는 몇 년간 0이었습니다.

여담 국보급 투수와 의사

야구로 따지면 0점대 방어율이면 국보급 투수라고 부르고 엄청난 명예와 돈이 따릅니다. 생명을 다루는 수술이 어찌 야구보다 중하지 않을까요? 저자의 경우는 수년간 재수술률이 0점대에 있으나 국보급도 아니고 명예도 돈도 없습니다. 외과의사가 개업해서 편법을 안 쓰고 수술하면 입에 풀칠 정도가 아니고 망한다는 아이러니를 어떻게 받아들일 수 있을까요? 그렇게 값싼 기술인가요? 하긴 대장금이 제왕절개술을 하는 판이니……. 그래도 자부심은 있어 기술이 아까워서 후배들에게 전할 목적으로 이렇게 정리합니다.

불확실한 정보 제공과 의사의 주의 의무

--- 오늘은 몇 가지 문제를 제시하고 학생들과 의견을 나누었다

배경

 상당히 애매한 제목처럼 애매한 것이 의사의 주의 의무입니다. 의사는 불확실한 상황에서 생길 수 있는 일에 대비하여야 한다고 명시되어 있습니다. 환자의 상태를 알아듣게 설명하여야 하고 현재의 치료 방안들을 환자에게 알려 주어야 후일의 책임을 면합니다. 그럴듯하고 일견 당연해 보이는 말임에도 논리와 현실은 차이가 많습니다. 환자와 의사의 지식 차이가 심한데 환자의 수준에 맞춰서 병을 설명하여도 못 알아듣거나 오해를 할 수도 있는 문제이고 급한 상황에서는 동의를 구하지 못하고 의사가 결정해야 되는 경우도 있습니다. 심지어 모든 설명을 듣고 나서 "의사 선생님이 결정해 주셔야지요. 선생님만 믿습니다."라고 하는 환자가 반은 더 될 것입니다. 또한 불필요한 정보들을 모두 알려 주는 것이 환자의 결정을 방해하거나 고통이 심할 경우에는 이를 감출 수도 있습니다. 그러나 나중에 환자가 시비를 걸게 되면 역시 비전문가인 법관이 의사의 책임소재를 가리는 한심하고 서글픈 사태를 피할 수 없습니다.

(몇 가지 예문)

1. 그냥 놔둬도 몇 년을 못 살 노인에게 가족들이 암 진단 사실을 숨기려 하고 의사에게 요구한다면 어떻게 하는 것이 옳을까요?

2. 미성년인 여아가 임신된 것을 의사가 알았다면 본인의 동의 없이

보호자에게 알리는 것은 진료 중의 비밀을 3자에게 누설하는 것일까요?

3. 꼭 수술해야 살 수 있는 환자에게 수술에 대한 가능한 합병증을 모두 상세히 강조해서 환자가 겁을 먹고 수술을 거부하였다면 누구의 책임일까요?

4. 수술하는 도중에 비보험 도구가 필요해서 수술 전에 설명하고 사용해도 좋다는 승낙서를 받아 두었다면 사용해도 될까요? 혹시 설명하지 않았어도 꼭 필요해서 사용했는데 나중에 환자가 돈을 낼 수 없다고 한다면 결과는 어떻게 될까요? (좀 더 구체적인 예를 들면 직장암에서 항문을 살리는 데 도움을 주는 자동봉합기라는 기구가 있는데 1인당 1개만 보험이 됩니다. 만약에 2개를 써야 할 경우 손해를 보고 써야 할까요? 아니면 항문을 없애 버려야 할까요?)

5. 최근 개발된 항암제가 보험에서 공인되지 않고 있고, 효과도 아직 검증되지 않고 엄청 비싼 약물을 환자에게 소개해야 할까요?

6. 치료효과가 없을 것으로 생각되는 약제나 도구를 합병증이 생겼을 때 뭔가 대비했다는 근거를 남기려고 계속 사용해야 할까요?

(생각해봅시다)

2번 문제는 환자의 나이에 따라 다릅니다. 자신의 결정으로 임신중절이 가능한 경우는 환자의 동의가 필요합니다.

4번 문제는 심심하면 매스컴에서 언급되는 것으로 병원이 부도덕하게 수익을 올리고 있고 환자들이 이를 몰라서 청구하지 못하고 있습니다. 환자들이 청구만 하면 환불받을 수 있다고 알려 주는 것을 자주 봅니다. 환자 모임에서 서로 연락하여 집단으로 병원을 상대하면 무조건 환자들이 도구 값을 찾아가고 사용한 도구는 의료보험에서 지불되지 않으므로 병원은 일방적으로 손해를 보게 됩니다. 이를 알면서 환자를 위해 기구를 사용해야 할까요? 그래도 사용합니다.

5번 문제는 특히 최근의 암치료에서 "표적치료"라는 사기성(?)의 용어(인체에는 해가 없고 암만 죽인다)를 매스컴에서 보았다면서 보험도 안 되고 한 달에 수천만 원 하는 약제들이 있는데 실제 생존 연장효과는 제약회사들이 만든 자료(믿을 수 없음)에도 겨우 두 달에 지나지 못합니다. 이런 약제를 소개하는 것이 옳겠는가 하는 문제입니다. 소개하는 순간에 가족 간에 갈등이 생기고, 의미 있는 생활을 못 하고 병상에서 연명만 하는 희망 없는 환자들도 매달리게 됩니다. 심지어 어떤 의사들은 환자가 가난해 보여도 그런 치료를 다 받더라면서 반드시 이야기해야 된다는 주장도 있고 뻔히 알면서 효과가 검증되지 않은 약을 소개할 필요가 없다는 반대의 주장도 있습니다. 인지상정으로 결국 환자는 사망하고 가족은 알거지가 되고 제약회사만 배를 불릴 뿐입니다. 심지어 환자 단체를 부추겨서 보험에 등재해달라고 집단 행위도 합니다. 성공하면 환자들은 "이제 우리는 살았다!"고 기뻐하지만 그런 약제는 없습니다. 일단 의료보험에 등재가 되면 보험이 됩니다. 그래서 제약회사는 막대한 로비 자금을 퍼부어서 논문을 만들어 내고 FDA의 사용 승인을 받으면 막대한 부가 따릅니다. 보험에 등재되어도 저런 약이 어떻게 승인받았을까 의심스러운 약들도 있는데 하물며 비보험이거나 희귀하고 비싼 것은 더 믿을 수 없습니다.

6번 문제는 하지혈전증을 예방하기 위해서 사용하는 탄력 붕대나 항생제 남용 같은 경우가 해당됩니다. 실제 탄력 붕대가 뭉쳐져서 오히려 혈전을 조장하는 경우도 있습니다. 그래도 혈전이 생기면 의사가 법적으로 불리하므로 무조건 처방합니다. 제조사의 논리도 의사의 보호를 위해서 당연히 써야 한다고 주장합니다(돈을 환자가 내니까). 필자는 탄력 붕대는 쓰지 않고 대신 발목을 위로 젖히는 운동과 장딴지 마사지를 수술 전에 교육합니다. 항생제 남용은 의사들의 불안감도 있고, 책임 추궁을 피하기 위한 목적도 있습니다. 남용은 법적으로 문제가 되지 않지만, 교과서대로 항생제가 필요 없어 중단했지만 감염이 생긴 경우는 왜 항생제를 쓰지 않았냐고 책임을 추궁당합니다. 의료보험 심사기관은 항생제를 많이 쓰면 안 된다고 삭감하고, 환자가 나빠지면 의사가 법적 추궁을 받는 결과가 됩니다. 어느 장단에 춤을 출까요?

외과 전공의 미달사태는 누구의 책임일까요?

전공의 모집을 앞두고 올해도 여전히 외과계열은 지원자가 없어서 여러 병원에서 비명을 지르고 있습니다.

우리 병원도 예외가 아니지만, 올해는 한 명도 없어 더욱 충격적이었습니다. 부산 시내의 수련병원 모두가 비상이 걸려 있습니다.

교수나 전공의들이 모여서 왜 이렇게 되었고 대책은 있는지 의논했지만 좋은 대안은 역시 없었습니다. 원인을 분석하고 몇 가지 실현 불가능한 개선책을 주고받는 데 그쳤습니다.

가장 큰 책임은 잘못된 의료보험과 제도에 있다고 봅니다. 힘들고 의료사고의 위험성이 높은 데에 대한 보상이나 배려가 전혀 없습니다. 의료보험이 안 되는 과가 돈을 더 많이 번다는 것은 상식입니다. 물론 점차 개선되겠지만 말입니다. 쌍꺼풀 수술과 생명이 위급한 환자의 수술비가 같다면 누가 힘든 외과를 하겠습니까? 의료사고가 나면 마녀사냥식 언론놀이가 벌어지고 의사는 환자 측의 폭력이나 협박에 대해 보호받지 못합니다. 한 번이라도 "살인자" 소리를 듣고 멱살 잡히는 수모를 겪으면 회의가 생깁니다. 심지어 홍분한 보호자가 의사의 목에 칼을 갖다 대어도 처벌받는 일은 없었습니다.

한때 진단방사선과는 지원자가 줄었지만 방사선과 의사가 판독해야 판독비가 지급되도록 제도가 바뀌면서 의원과 병원의 수익에 기여도가 높고 대우도 좋아지면서 지원자가 늘었습니다. 외과의 낮은 수술비를 올려주는 방안도 정부에서는 다른 과의 형평문제로 제한이 있다고 하고 매년 타과보다 수가인상비율을 높이는 정도인데 애초에 너무 낮아서 어느 세월에 균형이 잡혀서 외과 지원자가 충족될지 알 수 없습니다. 한국의 의료보장이나 접근성은 세계 최고 수준이지만 바탕은 의료인의 희생과 강제적인 보험에 두고 있습니다.

두 번째는 사회적으로 문제가 되고 있는 가치관의 변화와 황금만능 세태를 들 수 있습니다. 의사들도 가장 선호하는 조건이 시간의 여유고 다음이 돈이고 다음이 가치추구가 되어 가고 있습니다. 편하고 돈 잘 벌고 여유로운 생활을 누가 바라지 않겠습니까? 그런 사람을 비난할 수 없습니다. 그러나 그런 가치관이라면 굳이 힘든 의사를 하지 않는 것이 좋을 것입니다.

세 번째는 의대 학생 중에 서울 출신이 많다는 것입니다. 의사가 되고 싶은 학생들이 성적 때문에 지방의대를 택하는 경우 수련은 거의 서울에서 받게 됩니다. 입학시험에서 같은 지역 출신을 우대하는 정책을 시행하고 있지만 한계가 있습니다.

네 번째는 서울 선호의 사고가 깔려 있다는 것입니다(필자의 "서울 유감" 참조). 외과가 인기가 없다 보니 여성들의 지원이 많이 늘었고, 지방 의대 출신들이 서울의 병원에 쉽게 갈 수 있게 되었습니다. 그들이 서울로 가서 수련받겠다는 것을 말릴 수는 없습니다……. 당분간 빈익빈 부익부는 더 심화되겠지만, 서울도 여파가 미칠 때가 멀지 않습니다.

근본적인 대책은 없습니다. (수술비를 5배 정도 인상하면 될까요, 난리 나겠지요.) 현행 의료보험과 법제도를 수술할 수 없는 한 이런 사태는 계속될 것입니다. 연변의 조선족 의사들이나 동남아 국가에서 의사를 수입해야 한다는 것도 있지만 언어나 능력, 자격문제가 걸려 있어 쉽지 않습니다. 일반의사를 전임의로 고용하고 싶어도 지원자가 없습니다. 서울 재벌병원에는 전임의들도 많더만……. 간호사를 교육시

커 조수로 쓸 수 있지만 환자의 문제 발생에 대한 대처가 어렵습니다. 암울합니다.

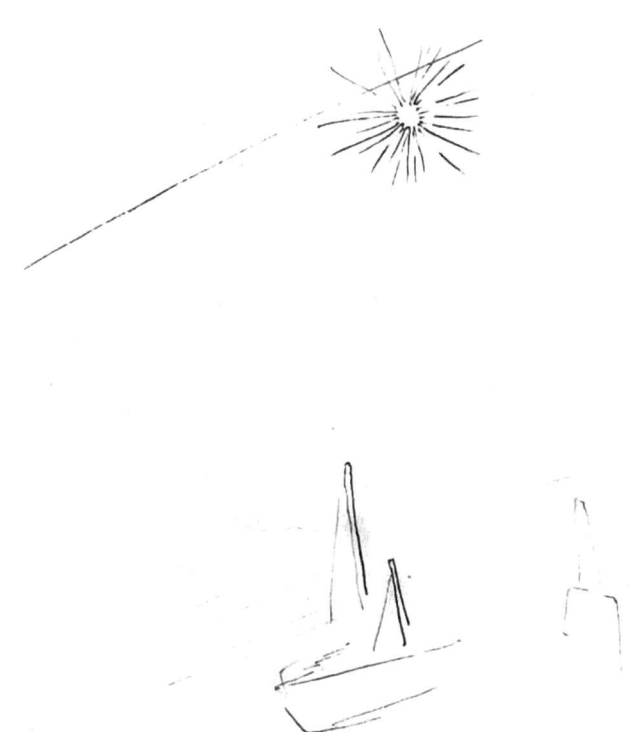

불이 보이지 않는다.

이 땅에서 의사가 된 것이 후회스러울 때

 자신의 일을 사랑하고 만족을 느끼는 사람이 많지 않은 현실에서 나는 행운아라고 생각합니다. 아주 가끔 나락에 빠질 때도 있지만 내가 원하는 학교를 나와서 원하는 직업을 가지고 있고 무엇보다도 필요한 사람이 되었으며, 일이 힘든 만큼 보람을 느끼기 때문입니다. 그러나 자녀가 의업을 잇는 것은 반대하는 입장입니다. 앞으로 의사라는 직업은 부와 명예와 거리가 먼 직업이 될 뿐만 아니라 소신을 가지고 환자를 보는 것이 너무 힘들기 때문입니다. 어차피 노인인구가 늘고 중한 환자가 늘어감에 따라 의료비는 상승하고 국가의 역할 부담이 커지다 보면 진료 통제가 강화되는 것이 불가피하지만 국민의 요구는 많고 국가는 비용을 아끼려 하고 그 사이에 있는 의사에게 진료심사, 삭감이라는 칼을 휘두르고 부당청구라는 불명예까지 지우는 일이 더 심해질 것이기 때문입니다. 결국은 공무원 비슷하게 될 것입니다. 필자는 애초에 큰돈은 포기한 봉직의사로서 이런 보험제도의 압력에서 비교적 자유롭고 명예욕도 없는 편이라 실망이나 후회가 적은 편이라 할 수 있습니다. 그럼에도 가끔 아주 가끔 의사가 된 것이 정말 후회스러울 때가 있습니다.

1. 환자가 사망하였을 때

 스프레이로 병원바닥, 벽, 엘리베이터에 살인마 ○○○, 생체해부냐 개구리해부냐?, 사람 죽이는 병원, 걸어서 와서 죽어 나간다……. 몇

십 명이 모여서 매시간 10분씩 징과 꽹가리를 쳐 댈 때, 마음대로 멱살 잡고, 모욕을 주고, 난동을 부리고 진료를 방해해도 경찰은 제지하지도 않습니다. 심지어 수술실 문을 막고 난동을 부리는 것도 보았습니다. 다른 환자들의 생명까지 무시하는 어처구니없는 일들이 태연히 일어나고 처벌도 없는 현실입니다. 이런 일을 한번 겪고도 그 의사가 변하지 않는다면 오히려 이상할 지경입니다. 그 무엇보다 환자를 제일 먼저 생각하던 열정은 식어버리고 무관심해지고 세속화(돈이라도 벌자)되는 것을 가슴 아프게 지켜봐야 합니다. 환자보다 그 후에 벌어질 일들을 먼저 생각하고 핑계거리를 찾는 것이 현실적이기 때문입니다. 평생에 이런 난동을 세 번은 겪는다는 자조 섞인 말속에 오늘의 의사의 위상을 짐작할 수 있습니다. 대한민국에서는 의사는 인간도 아닙니다. 최소한의 신분보장도 받지 못합니다. 의사가 진료방해를 받고 신체적인 위협까지 받아도 경찰은 구경만 하는 실정입니다. 심지어 치료하던 환자가 사망했다고 의사를 살인으로 기소하는 세계에서 유일한 나라일 것입니다. 외국에서는 있을 수 없는 일입니다. 고의로 살인한 혐의가 있는 의사라도 법적으로 판결이 나기 전까지는 매스컴에서 사진이나 이름을 싣지 못합니다. 의사를 모욕하거나 다른 환자의 진료가 방해되면 난동을 부린 사람은 즉각 구속됩니다. 의사의 권리도 환자와 똑같이 중요하기 때문입니다.

  어떤 의사도 환자의 죽음에서 자유롭지 못합니다. 생명이 위험한 사람을 치료하는 직업이기 때문에 언제나 좋은 결과만 얻는 것은 아닙니다. 결과가 나빴다고 어떻게 의사에게 살인마라고 할 수 있을까요? 살인이란 죽이려는 의도를 가지고 실행하였을 때 쓸 수 있는 말입니다. 의사는 누구보다 열심히 환자를 살리려 합니다. 만에 하나 의사의 중대한 실수가 있어 사망했더라도 과실치사가 될 수 있을지언정 살인자가 될 수는 없습니다. 비유하건데 물에 빠진 사람을 건지다가 실패했다고 살인자라 할 수 있을까요? 그러면 모두 의사를 그만둘 수밖에 없습니다. 제발 살인마 소리는 하지 말았으면 합니다. 그것은 어느 개그맨의 말처럼 의사를 두 번 죽이는 것입니다. 환자가 잘못되면 의사는 아무 잘못이 없어도 의기소침해지고 좌절감을 느낍니다. 여기에 참을 수 없는 모욕과 위협까지 받는다면 전생에 죄가 많아서 의사가 되었다는 생각이 듭니다. 견디지 못하고 자살하는 의사도 있었습니다.

2. 환자에게 아무런 도움이 되지 못할 때

특히 완치라는 희망을 가지고 암수술을 하기 위해 개복했을 때 수술 전 검사와는 다르게 미세한 암들이 이미 퍼져서 완치할 수 없는 경우에는 저절로 힘이 빠집니다. 더 힘든 일은 내가 이전에 수술했던 환자가 전이되고 재발되어 더 이상 완치를 기대할 수 없게 되었을 때 환자에게 그 사실을 통보하는 것은 정말 하고 싶지 않은 일이지만, 해야만 하는 일입니다.

3. 수술 합병증으로 재수술해야 할 때

수술 합병증과 그로 인한 재수술은 외과의사가 숙명처럼 지고 가야 하는 짐이지만 정말 싫습니다. 불가피하게 재수술해야 하는 경우도 역시 싫습니다. 생명이 아주 위급한 경우 단시간에 생명을 살리는 응급조치만 하고 환자의 기력이 어느 정도 회복되어 큰 수술을 감당하게 될 정도가 되면 다시 확실한 조치를 하는 단계별 수술이 여기에 해당되는데 그것이 최선의 방법일지라도 한 번에 해결하고 싶은 것이 외과의사의 자존심입니다.

장기 매매에 관한 생각들

한때 중국으로 장기이식을 원하는 사람들이 많이 가던 시절이 있었습니다. 얼마 전 그런 풍조에 대한 경고성 기사도 보았는데, 중국에서 살아 있는 사형수의 생체를 분해해서 분배한다는 내용이고 사형수 대부분이 "파룬쿵" 수련자들이며 그들 가운데는 탈북자들도 들어 있을 수 있다는 말과 우리도 도덕적으로 자유로울 수 없다는 아픈 글이었습니다. 충분히 그럴 가능성이 있다고 느꼈습니다. 공여자가 사망하는 전체 간이식 같은 경우, 장기 이식 시간을 약속한다는 것은 그렇게 하지 않고는 실제로 불가능하다는 생각입니다. 물론 그들도 매매라기보다는 장기 기증의 형태를 취하겠지만, 중간상인이 억대의 비용을 요구하니까 매매로 봐야 할 것입니다.

학생들에게 가상의 질문을 해 보았습니다.

첫 번째 질문. 당신이 이식을 받아야만 살 수 있다면 그런 사실을 알고도 중국으로 가겠는가 하는 질문에는 극소수를 제외하고는 나는 그냥 죽겠다는 반응이었습니다. 물론 젊고 이상적인 생각이지만 실제로 죽음을 앞둔 상황에 처한다면 정말 그럴지 알 수는 없겠지요. 혹자는 중국은 안 되지만 미국이라면 가겠다는 반응도 있었습니다. 중국은 믿을 수 없다는 말과 선진국은 그런 일은 없지 않겠느냐는 말과 함께. 그러나 미국에는 우리나라 사람에게 돌아올 장기는 없습니다.

두 번째 질문. 사랑하는 연인이나 부모가 환자라면 당신을 그런 사실을 알려주고 상의하겠는가 그냥 보내겠는가라는 물음에는 반반의 의견이었습니다. 어차피 죽을 사람이니까 이식을 받는 것이 좋지 않겠는가 또는 사형수 본인과 가족의 동의서가 첨부된다면 가겠다는 의견도 있었지만 그것을 어떻게 믿을 수 있을까요?

세 번째, 위의 동의서가 첨부되면 문제가 법적·도덕적 문제가 없겠느냐는……(이하 생략).

문제의 핵심은 인간의 장기가 매매의 대상이 될 수 있는 것인가 하는 것입니다. 법적인 문제를 넘어 윤리적 판단을 물어본 것입니다.

우리나라에서는 90년대 초까지 공공연한 신장의 매매가 이루어지고 있었습니다. 환자는 절실히 이식을 바라고 거기에 대한 대가를 지불하겠다는 심정으로, 공여자는 자신의 신장 1개보다 돈이 절실한 경우에 음성적인 거래가 성립되었고 병원은 수혜자와 공여자가 친척이나 친지라고 하면 그런 걸로 생각하고 모르는 척 확인 없이 수술을 하였습니다. 그 후 매매가 불법화되고 우리 병원에서도 병원 윤리위원회가 만들어지고 순수한 기증이나 부부 또는 친족이라는 증명이 되지 않으면 시술하지 않게 되었습니다. 기증이더라도 수혜자를 지명할 수 없게 되어 전국의 등록 순서에 따라 이식이 되게 되었습니다. 우리 병원은 그런 것을 철저히 지켰고 그 결과 신장 이식 건수가 매년 300 예를 넘던 것이 거의 없어지고 말았습니다. 일부 병원에서는 눈 가리고 아웅 하는 식의 위원회 심사를 계속하였고 그런 병원은 환자들이 넘쳐나게 되었습니다. 심지어 이식이 꼭 필요한 환자에게 ○○병원으로 가보라고 알려 준 적도 있었습니다. 그래도 수요가 해결되지 않자 이제는 공급이 용이한 중국으로 발길을 돌리게 되었습니다. 그러다가 갑자기 중국으로 가지 않게 되었습니다. 비용과 위험과 실패율, 법적 규제 등이 이익을 훨씬 초과하게 되었기 때문이라 봅니다.

순수한 기증이라도 공여자의 수술비와 검사비는 누군가가 부담해야 할 것이고 거기에 감사의 표시로 물질적인 보상을 하는 것이 과연 불법인지 솔직히 필자는 아직 판단의 기준이 서지 않습니다. 공여자와 수혜자가 합법적인 친족이더라도 과연 그런 보상이 없다는 것이 오히려 이상하지 않을까요? 물론 브로커의 개입은 당연히 반대합니다. 매춘이 합법이냐 불법이냐는 문제도 비슷합니다. 나라별로 다릅니다. 유럽에서는 합법적인 나라가 많고 영국에서는 개인적인 합의는 합법이고 세금도 내지만 매매업소나 알선은 불법입니다.

연명치료 중단에 관한 사건들

- 저자의 상식으로 판단이 안 되는 한국의 법적 판단과 수준

카렌 퀸란 사건

1975년 4월 14일 카렌(21세)은 동네 바에서 술과 미상의 안정제(디아제팜?)를 먹고 집에 돌아와서 숨을 쉬지 않아 친구들이 병원으로 이송했으나 의식을 회복하지 못하고 식물인간 상태로 판정되었습니다. 병원은 연명치료(인공호흡기)를 계속해야 한다고 주장하고 부모는 무의미한 연명치료의 중단을 해달라고 법원에 소송을 제기하였고 1심 패소 후 2심(1976. 3.)에서 승소해서 인공호흡기를 제거하였으나 자발적 호흡은 지속되어 9년 후 폐렴으로 사망하였습니다.

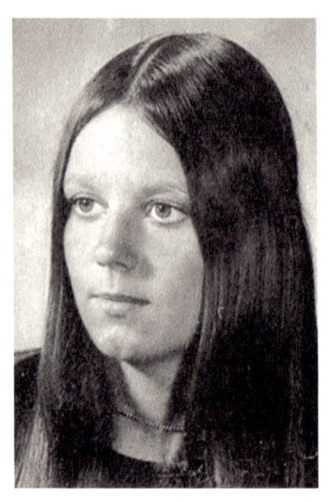

7살 어린이가 죽음을 선택할 수 있을까?

캘리포니아주 산타바바라에서 백혈병으로 죽음을 기다리고 있던 한 소년이 최근 어머니에게 부탁해 생명유지장치인 산소통의 콕을 닫게 해서 스스로 생명을 끊었다고 합니다. 이 소년은 브라질 외교관 클라디오 카스트르씨의 아들 에드월드 군(7)으로 백혈병을 앓아왔는데 최근에 녹음테이프로 친구들에게 "나는 8월 12일 생일까지 살도록 하느

님께 빌었어. 생일 1주일 뒤에 죽고 싶다."는 유언을 이미 했었다는 것입니다. 캘리포니아주는 76년부터 안락사를 허용하고 있습니다.

퀸란 사건은 저자가 예과생일 때 "죽을 권리"에 대한 논란을 불러일으켰습니다. 내용은 회복 가능성이 없을 것을 판단되는 경우 연명치료(호흡기 사용)를 중단해 달라는 소송입니다. 대법원의 판결은 뻔합니다. 객관적인 근거를 가지고 너희들이 알아서 하라는 것입니다. 의료진, 환자, 가족들이 결정하는데 의식을 되찾을 합리적 가능성이 없으므로 치료를 거부할 수 있는 권리를 인정했습니다. 사실 이 판결도 문제가 많습니다. 첫 번째 문제는 환자의 의견을 알 수 없다는 것이 문제고 다음은 회복 가능성이 없다는 것을 어떻게 "yes or no"로 결정할 수 있을까 하는 문제입니다. 실제로 퀸란은 9년간 더 식물인간으로 살다가 사망했습니다. 7살 어린이가 유언했다 해도 그것을 인정할 수 있을까요?

저자가 전공의 1년차 때 신혼 초의 남성이 교통사고로 입원하여 의식이 소실된 식물인간 상태가 되었는데 중환자실에서 10년 이상 생명을 유지하다가 결국 폐렴으로 사망하였습니다. 부인이 남편을 살리려고 노력했지만 시간이 지나도 호전은 없고, 치료비를 감당하기 힘들어서 먼저 환자의 가족이 포기하고 찾아오지도 않게 되고 부인도 생계를 위해서 병원을 찾아오는 일이 줄어들고 보험설계사일까지 하였지만 10년이 지나고 지쳐서 포기하게 되었습니다. 필자가 첫 주치의로서 차라리 치료를 못 해서 사망하는 것이 더 도움이 되었을지도 모릅니다. 정말 힘듭니다. 이런 경우 치료 중단이나 퇴원이 될까요? 요즘 기준에 따르면 퇴원은 불가능합니다.

국내 사건은 보라매병원 사건이 중요한데 의사가 살인죄로 처벌을

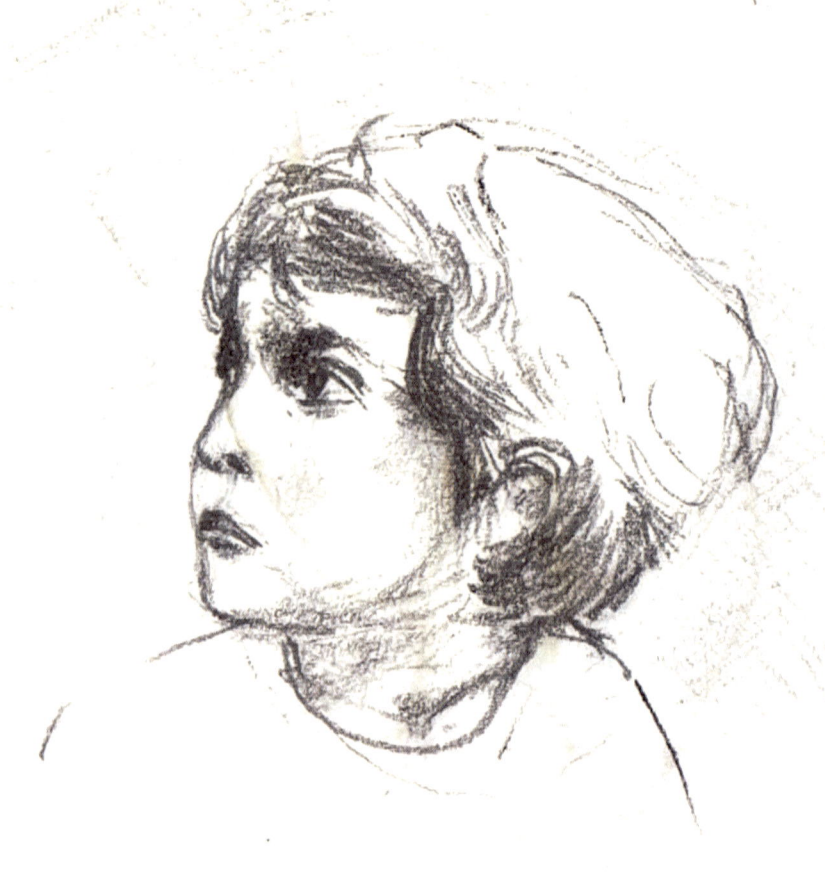

A Righy to die
A Boy who has leukemia
7 Years old
78, 1, 31, 동아일보

받았기 때문입니다. 보호자의 퇴원 요청에 의사들은 퇴원하면 죽는다는 것을 주지시키고 서명을 받고 퇴원시켰지만 죽을 줄 알고 보냈으므로 의사들이 살인방조라는 논리입니다. 입·퇴원은 환자와 보호자가 결정하는데 이제는 의사와 법원까지 관여하게 되었습니다. 의사들이 퇴원을 안 시켜주면 치료비는 누가 부담해야 하는가? 김 할머니 사건도 찾아보기 바라고 그 후로 희망이 없는 환자라도 의사들은 퇴원시켜주지 않게 되었고, 연명치료도 보호자 여러 사람의 동의가 있어야 연명치료를 중단해 줍니다. 안락사와 존엄사의 차이도 아리송합니다.

신앙과 의학 1

신앙, 의학, 조화

얼마 전 TV에 고등학생들이 집단으로 결핵에 몇십 명이 감염되었다는 꽤 충격적인 보도가 있었습니다. 아마도 극성 부모들은 그 소식을 듣고 전학시킨 사람도 있었을 것입니다. 문득 집단 결핵과 연관되어 생각나는 일이 있습니다. 몇 년 전 필자가 실제 겪은 바를 글로 써 둔 것이 있어서 옮겨 봅니다.

30대 중학교 여선생이 항문 질환으로 외래진료를 받았습니다. 과거력을 조사하다가 저자는 당황스러운 사실을 알게 되었습니다. 그녀는 3년 전 기침 증세로 검사 결과 폐결핵 진단을 받은 적이 있었고 그 즉시 휴가를 얻어서 6개월간 기도원에서 기도를 하고 치유되었다는 응답을 받았다고 했습니다. 그리고 증세도 좋아져서 다시 학교에서 학생들을 가르치고 있다고 했습니다. 저자는 놀람을 넘어 분노를 느꼈습니다. 그리고 완치를 확신하고 검사할 필요도 없다는 그녀를 겨우 설득하여 다시 흉부 X-선 촬영을 하고 객담검사를 하였습니다. 결과는 예상대로 활동성 결핵으로 판명되었습니다. 단지 2주간의 투약만으로도 활동성 결핵의 전염력을 차단할 수 있는데 그녀는 의학적 지식을 아예 알려고도 하지 않고 어린 중학생들에게 결핵균을 마구 퍼뜨리고 다녔던 것입니다. 이렇게 무책임하고 허황된 신앙이 있을까 의심스럽겠지만 결코 지어낸 이야기가 아닙니다. 그녀는 선생으로서 무식하고, 교육자로서의 기본 책임마저 모르는 유아독존적인 신앙을 가지고 있었고 오히려 자랑스러워하기까지 했습니다. 저자의 격한 비난에도 그녀의 맹목적인 신앙은 전혀 흔들리지 않았고 저자를 불쌍하게 여길 뿐이었습니다. 안타까운 것은 그런 극단에 선 자기중심적인 사람들을 주위에서 흔히 볼 수 있다는 현실입니다. 신앙이 영적인 것이면 의학은 육체적인 것이고 이 두 가지는 똑같이 중요하고 서로 조화를 이루어야 합니다. 어느 것이 우선이 될 수 없습니다.

인간은 육체를 떠나서는 존재할 수 없습니다. 육체는 물질이고 물질의 법칙-의학으로 대변되는 과학을 따릅니다. 신앙으로 육체를 넘는 일이 흔하다면 기적이라 부르지도 않을 것입니다. 수많은 환자를 보아 왔지만 정말 안타깝게도 말기 암 환자가 기적적으로 치유되는 것을 한 번도 본 적이 없습니다. 간혹 몇 가지 암에서 환자의 면역기능이 회복되어 완치되었다는 기록은 있지만, 역시 가능한 암종은 정해져 있고 아무 암에서나 일어나는 것은 아닙니다. 본 병원이 종교병원이라 혹시라도 그런 기적이 있을까 하여 조사해 보았지만 확실히 없다는 것을 확인할 뿐이었습니다. 간혹 좀 오래 생존하는 경우는 있지만 역시 기적은 없었습니다. 그런데도 우리는 신앙으로 치유되었다는 간증을 흔히 접합니다. 그들은 저자의 경험이 일천해서 아직 보지 못했다고 생각할 수도 있을 것입니다. 하긴 고작 몇천 건밖에 경험하지 못했으니까요. 그러면 치유 은사를 이야기하는 사람은 과연 몇 건의 환자를 보았으며 그 중 몇 건이 치유되었다는 것일까요?

신앙과 의학 2

— 여호와의 증인을 위한 제언

종교적 신념을 이유로 수혈을 거부하는 사람들이 있습니다.

다행히도 수술 전에 병기결정이나 수술 범위, 방법의 예측이 정확해져서 대부분 수혈이 필요 없고 꼭 수혈이 필요할 것으로 예측되는 경우(5-10%에 불과)라면 3주 전에 자신의 피를 모아 두었다가 수술에서 사용하는 "자가수혈"을 합니다.

그러나 응급일 경우 그런 대비를 하지 못하고 환자, 가족, 의사들 간에도 의견 차이가 생깁니다. 계속 거부하면 자신의 선택으로 생명이 위험해도 수혈을 받지 않겠다는 특별한 서약서를 써야 수술을 해 줍니다. "여호와의 증인" 관계자가 의사들에게 선생님은 환자가 수혈을 거부할 경우 어떻게 하시겠냐고 설문지를 받아 가서 자기들 신념을 지켜주는 의사들은 추천하기도 합니다. 물론 필자는 개인의 신념을 존중해 줍니다.

과학자의 입장에서 묻습니다. "여호와의 증인"의 피가 과연 일반인과 다를까요? 신앙을 전후해서 유전자의 변화는 전혀 없다고 본다면 수혈받아도 육체적 문제는 없다고 봅니다. 본인의 정신적 문제는 있겠지만 말입니다. 혹시 극진한 신앙으로 우리가 알지 못하는 후천적 유전성 변화가 기적처럼 일어났을 수도 있겠지만, 그렇다면 왜 타인의 피를 수혈하고 그것을 신앙으로 정화하지 못한단 말일까요? 신앙으로 나의 피가 순수해졌다면, 들어온 타인의 피도 순수하게 만들 수 있을 것이라는 것이 타당합니다.

결국 피의 순수성은 허구적인 집착입니다. 산다는 것은 나와 외부의 상호작용입니다. 환경에서 음식에서 상처에서 우리의 피는 끊임없이 오염되고 정화됩니다.

과학은 과학이고 신앙은 신앙입니다. 서로 간의 역할을 대신해줄 수는 없습니다. 육체는 늙고 병들고, 죽습니다. 물질과 과학의 영역은 의사에게 맡겨 주기 바랍니다.

죽어도 좋으니 수술이라도 받게 해 달라는 부모님에게

– 법으로 안되는 이것이 현실이다

환자는 34세 청년으로 2022. 6. 6. 심한 복통으로 K병원(2차 병원)을 방문하여 장 천공에 의한 복막염 및 패혈증으로 위중하여 큰 병원 가서 수술하라고 해서 I대학병원(3차 병원)으로 갔지만 무슨 사정인지 거절당하고 다시 K병원으로 돌아가서 그날 밤 수술을 받았습니다. 혈압도 떨어지고 패혈증세로 위중하여 K병원측도 기피하고 싶었지만 어쩔 수 없이 수술하였고 개복 후 말단회장의 크론병(Crohn's disease)에 의한 장 천공 및 복막염으로 진단되어 말단회장과 맹장을 잘라내고 연결해주는 수술을 하였습니다. 22. 6. 13. 연결부위 누출이 발생하여 다시 심한 복막염이 생겨서 "여기 있으면 죽는다"고 큰 병원 가라고 하자, 다른 병원을 알아봐 달라고 사정하여 담당의사는 B대학병원(3차 병원)에 전화했으나 거절당했고, 누가 저를 추천하여 제가 지금 근무하는 봉생병원(2차 병원)으로 와서 매달리게 되었습니다. 고열이 있어 응급실에 들어오지도 못하고(코비드 규정) 구급차에 누운 채로 그날의 외과당직선생님이 여기서는 힘들므로 대학병원으로 가라고 거부한 상태였습니다. 저의 말이라도 들어보고 죽겠다고 연락이 와서 결국 제가 보게 되었습니다.

구급차 안에 누워있는 환자를 보고 대화를 해보니 활력증후도 유지되고 의식도 명료하여 아직 절망할 상태가 아니라고 판단하여 애타는 부모님께 말씀드렸습니다. "저는 아들 같은 환자가 수술을 못 받아서 죽는 꼴은 못 봅니다. 원래는 대학병원 급에서 봐야 하지만 갈 데가 없으니 제가 최선을 다해 보겠습니다." 울음이 터져 나왔습니다.

응급실로 들이고 바로 재수술을 시행하였습니다. 오늘 중환자실 5일째입니다. 며칠만 넘기고 누출이 없으면 회복될 것으로 예상합니다. 물론 다시 누출이 생기면 사망할 수도 있지요.

동반한 소방사 두 사람은 이것이 한국의 현실이라고 합니다. 이리저리 튕겨 다닌다고.

...... 튕겨 다니는 이유

응급실 당직법으로 "진료과목마다 1명 이상의 당직전문의를 두어야 하고 위반하면 과태료를 부과한다고 한다." 당연한 말 같지만 당직전문의가 1명뿐인 경우 365일 당직을 해야 합니다. 이게 말이 될까요? 전공의도 없고 전문의도 부족한 2차 병원은 중환자를 볼 수가 없어 3차병원으로 보낼 수밖에 없지요. 저의 병원도 외과전문의가 현재 3명이라 삼교대로 당직을 하고 있습니다. 힘듭니다. 위의 환자를 받는다는 것은 몇 주간 밤낮없이 매달려야 한다는 것이지요. 당연히 3차병원에서 봐야 할 환자입니다. 더구나 마취과 전문의는 2명입니다. 격일 당직하는데 응급 수술로 부르는 것도 미안한 실정입니다. 전문의가 1-2명인 과는 응급실 볼 여유가 없습니다.

3차 병원은 전문의 수가 많아 대략 주 1회 정도 당직 근무하니까 그래도 여유가 있어 보이지만 현실은 아닙니다. 이전 근무하던 고신대학의 경우 외과 전문의가 모두 15명이라도 세분화가 되어있어서 유방이나 갑상선 전문 외과의 경우는 복막염 같이 위중한 수술을 감당하기 힘듭니다. 결국 소화기를 담당하는 외과에서 수술하는 것이 좋고, 6-7

명이 응급수술을 맡아야 합니다. 소아외과는 세부전문의도 없습니다. 더구나 전공의가 총 20명 정원에 5명 미만입니다. 낮에 정규수술만으로 벅찹니다. 여력이 없습니다. 혹시 유방외과를 담당하는 전문의가 당직이면 복막염 환자를 수술하기 전에 환자와 보호자에게 "제가 유방 전문이고 대수술을 한 지 10년이 넘었다"라고 넌지시 흘리면 환자 측이 먼저 다른 병원으로 간다는 우스갯소리도 있습니다. 세분화가 심해져서 어떤 환자라도 수술할 수 있는 외과의사는 드뭅니다. 외과의사가 힘들수록 전공의들은 외과를 기피하고 환자들은 의사가 없어 튕겨 다닐 것입니다. 법을 만들고 처벌한다고 밀어붙일 수는 있지만 폭탄이 터질까 봐 처벌도 곤란합니다.

서울의 경우는 전임의가 수십 명 있어서 그나마 여유가 있는 편입니다.

3장

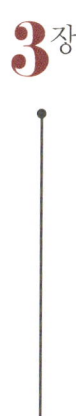

교감의 순간들

📮 아름다운 편지

교수님께

교수님! 무더운 날씨에 환자들의 건강을 지키시느라 수고 많으십니다.

저는 8월 14일 수술을 앞둔 김○기 흰지분외 자부되는 사람입니다. 시아버지로 인연이 된 지 올해 13년째 된답니다.

작은 체구시지만 하시는 일은 정확하셨고 자식들에 대한 정이 끔찍하셨던 저의 아버님께서 이렇게 큰 병환이 드신 소식에 눈물이 앞을 가리고 마음이 안타까워 어찌할 줄을 모르겠습니다. 하지만 지금은 당황하고 있을 때가 아니라는 생각이 듭니다.

교수님! 그동안 고생만 하신 저의 아버님, 꼭 살려 주십시오. 두 손 모아 간청드립니다. 최선을 다해 간병하겠습니다.

힘든 수술이라 들었습니다. 하지만 교수님이시기에 한편으론 마음이 미덥습니다.

항상 건강하시고 댁내 평안하시기를 기원 드립니다.

그럼 이만 줄이겠습니다.

김○기님의 큰 자부 올림

보충자료 환자는 69세 남자로 밀양에서 농사짓는 분이고 직장암으로 8월 14일 수술받고 현재 회복 중입니다. 저는 이 편지를 받고 새삼 그분을 다시 보았습니다. 한편으로는 부러운 생각도 들었습니다. 아들과 자부도 인격이 훌륭하신 분으로 제가 수술을 담당하게 되어 감사한 생각이 들었습니다.

시조 시인의 투병기 중에서

저의 환자 중에서 시조 시인이 한 분 계십니다. 현재 75세로 아직도 컴퓨터로 글을 쓰시고 바쁘게 사는 분입니다. 자신의 투병기를 읽어보라고 갖다주셔서 읽어 보았습니다. 마지막 부분의 시조와 일부 글을 인용합니다.

병 상

거미줄에 걸리고 만 나방들의 신세런가
방마다 신음소리 영혼이 들끓는다.
희미한 낮 달의 미소 슬픔보다 푸르다.
불청한 노쇠함은 피안의 그림인 양
무심한 구름바람 백발이 난무한다
암담한 미로의 방황 찰나에서 몸부림
병마는 소리 없이 혼 줄을 옭아매고
허공이 무너지며 파르르 전율하네
첨단의 의술로 풀어 영과 육을 달랜다.

암아……! 이 몹쓸 암아, 기왕에 불청객으로나마 왔으니 나는 너와 같이 더불어 여생을 같이 해야 할 운명이로구나! 제발 속도위반만 하지 말아다오. 언제나 내 뒤에만 따라오길 바란다. 네가 있음으로 해서 항상 조심하게 되고, 또 다른 침입자를 견제를 할 수 있기에……. 그래서 여든 고개를 무사히 넘기고 또한 아흔 고개도 넘나 보자꾸나. 하고픈 일은 태산 같으니 나는 너를 길동무로 삼아 여생의 동반자로 가련다.

외래 진료 중 같이 울다

잘생긴 28세 청년이 부모님과 심각한 얼굴로 진료를 받으러 왔는데, 대장암으로 울산의 ○○병원에서 대장내시경 검사를 하고 전산화 단층촬영까지 마치고 그들과 자매병원인 삼성서울병원으로 가라는 말을 듣고 이리저리 알아보고 내게 오셨다고 하였습니다.

병력을 조사해보니 "몇 달 전부터 상복부가 매일 반 시간 정도 불룩해지고 쥐어짜는 것처럼 아프다가 가스가 지나가는 느낌이 나면 조금 좋아진다."고 하였습니다. 그 병원에서는 위내시경을 해보고 이상 없다고 투약만 하다가 환자가 계속 아프니까 대장 내시경을 한번 해봐 달라고 부탁하자 "대장은 무관한데 부탁이니 해주기는 하겠다."는 식의 반응을 보였으나 막상 검사 후에는 대장암 폐쇄로 진단되었고 "젊은 나이라 암일 줄은 상상도 못했다며 일단 전산화 단층촬영부터 해보자"고 하였고 복수가 있으니 서울로 가라는 거였습니다.

병력 청취 중에 그 병원의 행태는 여러모로 마음에 들지 않았습니다. 환자의 증세를 아픈 부위만 생각하여 위장의 질병이라 오진하였고, 장 폐쇄 증세도 심각히 여기지 않았습니다. 그리고 대장암 폐쇄로 진단되었는데 자신들이 수술할 생각이 없고 급하지 않으면 굳이 자기네들 병원에서 해상도도 좋지 않은 전산화 단층촬영(CT)을 하기보다, 최종 병원으로 바로 보내는 것이 좋다고 생각합니다. 그리고 자기네들 자매병원이라 하여 서울로 보내는 것도 문제가 있다고 생각합니다. 서울과 자매라고 하여 자신들의 수준이 높아진다고 생각할지도 모르겠지만.

가져온 자료를 검토한 결과 횡결장의 암 덩어리가 보이고 복수가 차 있었습니다. 환자의 이학적 검진(진찰)을 시작하였습니다. 복부 촉진에는 이상이 보이지 않았습니다. 항문에 손가락을 넣어 보는 항문수지검사를 시행하였습니다. 환자는 왜 항문을 보는지 의아해하였지만, 소화기 암에서 반드시 해야 하는 아주 중요한 검사입니다. 손가락 끝에 복막전이 암 결절들이 여러 개 만져졌습니다. 횡결장암이 복강에 모두 퍼진 상태로 수술로 완치할 수 없는 상태인 것입니다. 힘든 항암치료를 해도 보통 몇 달의 수명연장만 가능할 뿐입니다.

갑자기 엉뚱한 질문들이 생각나더군요. "결혼은 했나요?"라고 물었고, 미혼이라는 답이 돌아왔습니다. "직장은 어디인가요?" 묻자 공무원으로 직장 걱정은 덜었다는 자랑스러운 부친의 답변이었지요. 잠시 뜸을 들이다가 안타깝지만 그 사실(4기)을 알려 주었고, 환자는 고개를 숙이고 엄마는 울고……. 나도 눈물이 났습니다. 도움이 될 수 없다는 자책감으로, 너무 아름다운 청춘이 불쌍해서. 자식 가진 아버지로서 그들의 마음을 이해하기에. 그리고 폐쇄를 수술로 해결하고 항암치료를 해보자고 권유하였습니다.

그리고 굳이 한번 더 확인을 해보시겠다고 해서 양전자 단층촬영(PET-CT)을 하기로 하고 예약을 잡아주고 보냈습니다.

집에 와서 저녁식사 중에 아내와 그 환자 이야기를 하면서 눈물을 흘렸고 우리가 아무렇지도 않게 여기는 일상이 얼마나 행복한지도 이야기하였습니다.

무슨 인연이 이래

진료실에 40대 남자가 내원하였습니다. 어째 많이 본 얼굴이라 잠시 생각해보니 십여 년 전에 부인이 직장암으로 내게 수술받았고 고생을 많이 했던 지라 애증이 교차한 사이였습니다.

"부인이 안 오고 당신이 어인 일이오?"
"내가 환잡니더."
"정말인가요? 어디 한번 봅시다."

수지검사 결과는 직장암이 절제수술이 불가능한 정도로 주위 조직으로 침범이 되어 있었습니다.

10여 년 전에 부인을 처음 진찰했을 때도 그러했습니다. 직장암이 주위 조직을 침범하여 근치수술이 힘들 것으로 판단하여서 일단 먼저 수술 전 방사선-항암 치료를 먼저 하고-1달 걸림, 그 후 1달 쉬고 나서 수술을 하였습니다. 수술 후 경과도 좋지 않아서 항문을 사용하지 못하고 현재 회장루(인공항문의 일종)로 배변을 해야 했고 방사선 후유증으로 양쪽 하지에 임파 부종이 생겨서 다리가 두 배로 부어서 걷기도 힘들어했습니다. 특별한 치료 법이 없던 터라 가벼운 운동과 하지를 높이고 탄력 붕대를 감고, 이것도 해보고 저것도 해보고……. 그러다 보니 남편이 내게 원망도 많이 하고, 신세타령도 많이 했습니다. 부인이 걷기 힘들어 집도 옮기고, 직장을 바꾼 일도 있었습니다. 다른 사람에게 죽어도 방사선 치료는 하지 말라고 말리겠다는 말도 하곤 했습니다.

이제 나는 다시 같은 말을 해야 했습니다.

"어찌 이리되도록 무심하요, 당신도 방사선 치료밖에 방법이 없네요."

"……."

결국 그는 방사선-항암 치료를 먼저 받고 오늘 수술을 하게 되었습니다. 꼭 항문을 살려 달라는 부탁을 받았지만 재발 가능성이 많아서 돌덩이 같이 떨어지지 않는 암을 억지로 제거하고 일단 결장루 수술(인공항문)을 해 두었습니다. 그것이 최선인 것을.

내가 바라는 바는 그의 부인이 지금도 항문은 못 쓰지만 그래도 재발 없이 잘 걸어 다니고 당시 어린 아들이 지금은 20대의 청년이 되어 "엄마는 성공적으로 수술했다, 아빠도 그렇게 되면 좋겠다."는 아들의 희망이 이루어졌으면 좋겠습니다. 그렇게 된다면 항문은 꼭 다시 살려 줄 수 있습니다. 억지로 암을 제거하였지만 방사선 치료를 해 두었기에 암조직이 위축되어 수술 부위에 살아 있는 암이 남아 있지 않기를 바랄 뿐입니다. 그냥 포기하고 닫는 것보다는 그래도 일말의 희망을 품을 수 있지 않을까요?

30년 전으로 순간이동

외과 외래 진료 중 새로 부임한 병원 원목님(목사)이 인사를 하러 들렀습니다. 어디선가 본 듯한 얼굴이라 생각하고 있는데 "교수님과 저는 큰 인연이 있습니다. 제가 드문 신장종양(Wilm's tumor)으로 교수님……."

갑자기 기억이 떠올라서 말을 자르고 울컥해서 외쳤습니다. "아! 맞다. 너 그때 고2였잖아, 약물 치료가 너무 힘들어서 두 번 받고 안 왔는데 완치되었네, 너 엄마 잘 계시나? 반갑다!"

무게 잡고 있는 원목님을 '너'라고 부르고 '야 자' 했으니 돌이켜 생각하면 큰 실례를 범했지만 그때는 너무 반가웠습니다. 수술 후 항암치료제 중에서 구토가 심한 약이 들어 있어서 힘들어 참던 것을 안쓰럽게 지켜보았기에 가슴 깊이 숨어 있다가 갑자기 30년 전으로 돌아가 버린 것입니다. 같은 병실에 있던 은퇴한 교육자인 "엄호상"님의 기억도 같이 났습니다. 정말 인격이 훌륭하신 분이었는데 말기 림프종으로 항암치료가 큰 효과를 보여서 기대하고 있었는데 갑자기 부작용으로 돌아가시게 되어서 늘 미안함과 안타까움을 느끼고 슬퍼하시는 사모님의 모습도 기억납니다. 지금은 돌아가셨을 것 같은데. 당시 사소한 실수했던 내과 레지던트, Kyle 선생님의 기억도 떠올랐습니다.

평범하게 성공한 증례들은 기억이 오래가지 않습니다. 아주 안타까운 기억들은 가슴 깊은 곳에 숨어 있다가 한 번씩 튀어나오고, 아주 기적적으로 성공한 경우도 어제처럼 기억합니다. 직장암 수술 후 3년만에 간으로 전이되어서 통곡하던 남성을 오히려 수술할 수 있다는 것을 다행으로 생각할 수도 있다고 설득하여 간절제수술을 받고 5년이 지나도록 재발이 없어 완치된 경우나 어린 여아를 가진 엄마가 다발성 간암으로 힘들게 항암치료를 받고 유일하게 완치된 은경이, 그 남편도 가슴속에 새겨져 있습니다. 심청이 엄마가 될까 봐 수술 전에 울고 또 울었다는 편지를 제게 보낸 엄마도 새겨져 있습니다. 그들은 아마도 제가 죽기까지 저의 가슴속의 일부가 되어 있을 것입니다.

Kyle 선생님과 아름다운 기억들

저자가 인턴으로 근무할 당시 고신의료원에는 신경외과에서는 전공의가 없어서 인턴이 "부원장?" 행세를 했습니다. 신경외과 교수님은 두 분이었는데 Kyle 선생님이 한 분이었습니다. 미국 아이오와주 출신으로 봉사를 위해 한국에 오신 귀한 분이었습니다. 한국어를 못해서 인턴과 영어에 능한 간호사가 보조를 했습니다.

첫째 기억은 응급실 인턴이 가장 애용하는 분이 선생님이었습니다. 두 분의 선생님이 2일에 한 번 교대로 콜을 받는데 한국인 선생님은 좀체 나오지도 친절하지도 않으니 당연히 응급실 인턴 입장에서는 늘 나와서 봐주는 Kyle 선생님이 만만하고 미안하고, 존경할 수밖에 없었습니다. 영 힘들 때는 "나는 당직이 아니다."라고 하지만 인턴이 계속 전화를 끊지 않으면 "OK, I will come."이라고 하고 약간 화가 난 듯해도 결국 나와 주셨습니다. 인턴과 간호사들이 지나가는 말로 "안 될 환자는 정확히 예언"한다고 했습니다.

둘째 기억은 병실에서 척수 천자를 지시하였는데 할 사람은 당연히 인턴입니다. 보통 천자 세트와 무균 장갑 끼는 정도로 시술하는 데 저자는 간호사에게 천자 세트 외에도 소독 모자와 가운까지 입고 거창하게 천자를 하였습니다. 뒤에서 체크하러 오신 Kyle 선생님이 흡족하게 고개를 끄덕이면서 "Very good!"이라며 엄지를 들어주었습니다.

셋째 기억은 사모님입니다. 병원에 들르면 노크하고 숨바꼭질하듯이 빼꼼히 고개를 내밀며 몇 년 만에 처음 본 듯이 "Hi!"라고 한 옥타브를 넘는 본토인의 인토네이션과 사춘기 소녀 같은 할머니의 애교는 문화 충격이었습니다.

넷째 기억은 외과 전공의 1년차 때였습니다. 중환자실에서 자신의 환자의 동맥압 측정을 위한 채혈을 실패하는 것을 보고 회진 중이던 저자가 한마디 했습니다. "할아버지, 아마, 나, 프로"라고, 평소 한국어를 못하기에 편하게 한 말을 네 마디 모두 다 아는 단어라서 알아들었던 것입니다. 빙그시 웃으며 눈을 맞추고 당황한 나에게 "Would you try this?"라고 손을 넘겼습니다. 물론 한 번에 성공시켰고, 그는 다음부터 "Call, GS resident!"를 자주 외쳤고, 기꺼이 도와 드렸습니다.

몇 년 후 진짜 은퇴하고 고향으로 돌아가셨습니다. 기술을 떠나서 존경하는 외과 스승님으로 늘 기억할 것입니다.

친구가 된 환자들, 시간의 힘

–내가 편하게 이름을 부르는 환자들

증례 1

지금은 50대가 된 '봉'이는 그가 31살 때 환자로 처음 만났습니다. 하사관으로 근무하다 직장암으로 진단되어 수술을 위해 내원하였습니다. 수지검사를 해 보자 좀 더 충격적인 병이 발견되었습니다. "가족성 선종성 용종증(FAP: familial adenomatous polyposis)"이라는 유전적 질환으로 대장에 용종들이 수백 개나 생기고 40세 이전에 대장암이 발병하고 자녀의 절반이 유전됩니다. 더 검사를 하자 직장암 외에도 결장에 2개의 암이 자라고 있었습니다.

병력을 조사해보니 어머니가 젊은 시절에 직장암으로 돌아가셨습니다. 가족을 모두 조사해 보라고 했는데 형도 같은 FAP로 확인되었습니다. 형은 다른 병원에서 수술하였는데 다행히 암이 생기기 전이었습니다. 수술은 "전결직장절제술 및 회장낭-항문 문합술"을 하는데 쉽게 말하면 항문만 남기고 대장을 전부 제거하고 소장과 항문을 연결하는 큰 수술입니다. 봉이는 내가 수술하였고 당시 직장암은 3기였고, (통상 대장암 3기는 절반은 완치되고 절반은 재발한다) 부인의 걱정도 컸지만 수술이 잘 되어서 합병증 없이 퇴원하였고 무사히 5년을 넘겨서 암은 완치판정을 받았습니다. 그 후 우하복부에 핸드볼 크기의 종양이 생겨서 검사 결과 소장간막에 생긴 유건종(desmoid tumor)으로 판명되었고 관찰 중 소장의 폐쇄와 염증을 자주 일으키므로 수술 제거를 위해 개복하였으나 종괴를 제거하면 소장의 80%가 같이 죽는 상황으로 그냥 두고 닫았습니다. 그 후 여러 가지 약제로 치료하였고 몇 년 후 종괴는 눈 녹듯이 사라졌습니다. (유건종은 수술하면 수술 상처가 또 종양을 만드는 난치병 입니다.) 대장이 없는 상태로 배변은 하루에 4-5회 하고 크게 힘든 것은 없는 상태로 환자는 아직도 몇 달에 한 번씩 약을 타러 옵니다. 아들도 FAP로 수술받았습니다. 30여 년을 매년 몇 차례 얼굴을 대하고, 내과 검진도 받다 보니 이제는 동생처럼 되었고, 부인이나, 직업 이야기하고 아들도 조카처럼 여겨져 문제가 있으면 상담도 합니다.

증례 2

먼저 인연이 된 것은 그의 부친(추○○)이었습니다. 역시 30여 년 전 하행결장암 3기로 수술을 들어갔는데 수술 중에 다른 대장에 암이 2곳 더 발견되어 동시에 제거하였습니다. 역시 수술 후 완치되어 지내던 중 아들(추○곤)이 다시 직장암으로 내원하였습니다. 30대에 당시 직장암이 천공되어서 직장과 방광 사이에 큰 농양이 생긴 상태였습니다. 암이 터져서 구멍이 나면 암세포가 퍼질 가능성이 있어 수술로 완치가 될까 걱정이 많았습니다. 수술하면서 최대한 농양 부근도 같이 잘라내고 세척을 철저히 하였습니다. 걱정 속에서 무사히 5년을 넘기고 완치되었습니다. 아버님과 어머님을 아는 사이라서 자연스레 안부를 묻다 보니, '곤'이를 조카처럼 생각하게 되어 이름도 부르게 되었습니다. 얼마 전에는 '곤'이의 고등학생 아들이 항문질환으로 상담을 하였습니다.

3대에 걸친 시간의 힘은 무겁습니다. 그들이 남처럼 여겨지지 않으니까요. 다들 열심히 살고 있고 내가 후견인이 된 기분입니다. '봉'이의 아들 원희가 20대 중반이니까, 어쩌면 '봉'이나 '곤'이의 손자를 볼 수도 있겠습니다.

어린 시절 두 남자의 기억

– 여름과 겨울에 가끔 떠오르는 미안함과 궁금함

어렸을 때 조부모님들이 시골에 살아서 방학이면 거의 그곳에서 지냈습니다. 또래들과 주로 하는 놀이가 여름에 미역감기, 물고기 잡기, 자치기, 겨울에는 얼음지치기 그리고 젖은 손과 양말을 불 놓아 쪼이다가 태워버려 이불 속에 맨발을 숨기다가 꾸중 듣는 일이 일상사였습니다. 또래들이 모두 자라 어른이 되고 떠나서 무엇이라도 하고 있겠지만 별로 생각 나는 일은 없습니다. 그러나 퇴색되지 않고 반추되는 기억이 있습니다. 풀지 못한 의문이 남아 있거나, 잘못을 뉘우치기 때문입니다.

여름날 "용"이에 관해서

그는 이웃에 있는 약방을 하는 아주머니의 독자였습니다. 내가 열 살 무렵 그는 20대 근처였습니다. 조금 약해 보여도 키도 크고 수염도 나고 치모도 보였으니까. 여름이면 언제나 그는 반바지처럼 자른 파자마를 걸치고 윗옷을 벗고 도랑에 들어가서 바가지로 물을 끼얹으면서 놀았습니다. 처음에는 좀 이상해 보여도 무심히 지나다가 어느 날 동네 꼬맹이들이 그를 괴롭히는 것을 보게 되었습니다. "용아, 너 이 자식, 한 대 맞을래!"하고 조그만 주먹으로 얼러 대면 그는 애처로운 비명을 지르면서 두 손으로 머리를 가리는 것이었습니다. 때로는 집단으로 얼러 대면 두려워했습니다. 약방 아주머니가 고함지르며 나오기까지 놀이는 계속되었습니다. 그 후로 나도 몇 번 겁을 주어 보았습니다. 통합니다. 포악한 욕설과 인상으로 때리는 시늉을 하면 다 큰 어른이

도망도 못 가고 움츠르드는 것이 재미있었습니다. 몇 번의 방학이 지난 후 그를 더 이상 볼 수 없었습니다. 어느 겨울날, 어머니의 가슴에 한을 남기고 착하고 두려움 많은 생을 마감하였다고 합니다. 이 자리를 빌려 참회합니다. 그 어머니의 고통과 "용"이의 두려움을 눈곱치만 짐작했어도 그런 짓을 하지 않았을 것입니다.

먼 친척 "학기"의 기억

그는 혼자서 살았습니다. 30대 정도였을 것입니다. 목욕을 하지 않으니, 긴 수염에 땟국이 줄줄 흐르고 사시사철 헤진 코트를 입고 다녔습니다. 꼬맹이들도 그의 이름을 마구 부르고 반말하였습니다. "학기야, 어데 가노? 뭐 하노?" 등. 간혹 대답하기도 하지만 대부분 빙긋이 웃는 것이었습니다. 때로는 아이들의 놀이를 물끄러미 쳐다보기도 하였습니다. 그는 바보가 아니었고 겁먹지도 않았습니다. 요즘으로 치면 노숙자라고 해야겠습니다. 어른들이 하는 이야기는 유망한 청년이었는데 어떤 계기로 그렇게 되었다고 합니다. 같은 성씨라 친척 형뻘 된다는 말도 들었습니다.

어느 여름, 마을에 콩쿠르(노래자랑)가 열렸습니다. 노래 좀 한다 하는 동네 선수들이 나섰고 꼬맹이들, 학기까지도 구경 나왔습니다. 끝날 무렵 누군가 제의하였습니다. "학기야, 노래 한 곡 해봐라." "그래. 학기 노래 한번 들어보자~ 자 박수, 짝짝짝!" 학기는 별로 사양하지도 않았습니다. "그으래, 그럼 한 곡 해볼까!" 마이크를 잡고 지그시 눈을 감고 "선창"이라는 노래를 시작하였습니다. "우울려고 내가 왔던가?…… 비린내 나는 선창가에…… 그대와 둘이서 꽃씨를 심던 그날 밤…… 지금은 어데로 갔나, 찬비만 나~리~네". 저음은 구성지고 고음은 깨끗하게 절실한 감정을 실은 노래였습니다.

사람들이 조용해졌습니다. 심금을 울린 탓입니다. 잠시 후 박수와 환호가 터지고 "앵콜이다, 최고다, 한 곡 더!" 그러나 그는 빙긋 미소를 지은 후 무대를 내려와서 입상 결과를 궁금해하지도 않고 유유히 사라졌습니다.

어느 겨울날 그는 방천에서 손바닥만 한 움집을 짓고 살다가 얼어 죽었습니다. 필자는 아직도 그가 왜 사람들이 사는 일상적인 삶을 버렸는지 짐작도 못 합니다. 그러나 겨울이 오면 가끔 그와 움집이 생각납니다.

우리는 행복한가?

필리핀 여행 중에 인상 깊었던 일들---절대 필리핀을 비하하려는 의도가 없음

전체 인상: 극과 극이 공존하는 지역, 극심한 빈부 격차, 무장 경비병들, 가족 중심의 사고와 다산 다사형의 인구구조, 가톨릭과 미혼모의 나라, 20세기에는 아세아의 선진국이었다가 정치불안으로 더 나아가지 못한 나라. 교육열이 높고, 미래의 전망이 좋은 편이나 사회 구조적 모순으로 아직은 지켜봐야 할 듯.

기온이 따뜻한 지역이라 아직도 거적 위에 자는 사람도 많고 빈민가(슬럼지역)도 남아 있습니다. 부는 수도인 마닐라에 편중되어 있고 새로 개발되고 있는 지역에는 깨끗한 쇼핑몰에 외제 자동차들이 즐비하고 젊은이들은 활기에 넘칩니다. 부자들이 모여 사는 "빌리지: 주택단지"에는 무장 경비병들이 외인을 통제하고 있습니다.

반면 하수구 옆에 다닥다닥 붙은 1-2평의 집 비슷한 구조물(기둥에 양철이나 천막으로 지붕만 덮은 것)들이 밀집되어 있고 그 안에 아이들이 놀고 있습니다. 일행 중 한 사람이 말했습니다. "저 모습들이 우리의 30년 전 청계천 모습 그대로입니다." 마닐라에서 1-2시간 떨어진 지역의 골프장에서 만난 캐디와 대화를 나누었습니다. 20대 중반의 미혼모로 아이가 셋이고 이웃에 맡기고 일하러 나왔다고 하였습니다. 한 달 집세가 12만원 정도, 총 생활비(집세 포함)는 20-30만원 정도라고 하였습니다. 미래의 소망을 물었더니 그런 것은 생각해 본 적이 없고 그저 아이들 키울 돈을 버는 것이 소원이라는 대답이었습니다. 아이들이 행복하냐고 물었을 때 사랑해주는 사람들이 많이 있어 행복하다는 우문현답이었습니다.

우리도 그랬었습니다. 불과 50-60년 전 "보릿고개"란 말이 있었고, "식모"란 직업도 있었습니다. "식모"들의 대부분은 청소년 여아들로 식구들이 많은 자기 집의 입을 줄이기 위해서 좀 형편 좋은 집에 같이 살면서 부엌일을 해주는 처녀들이 대부분이었습니다. 시집갈 때까지 오래 머물면 집주인이 후견인처럼 신경을 써주었습니다. 당시 우리 부모들의 소망도 아이들 굶기지 않고 공부시키는 것이었습니다. 너무 가난하여 아이를 먹이지 못하면 생년월일과 이름을 적은 종이와 아이를 바구니에 넣어 부잣집 문 앞에 놓아두고 집주인이 아이를 데려갈 때까지 숨어서 우는 모정은 이제 없습니다. 집주인은 '업둥이'라고 해서 자신의 운명인 것처럼 입양하는 것이 관례였습니다. 요즘은 보육원에 보내고 거기서도 조건이 안 맞아 받아주지 않으면 방치나 학대로 가서 뉴스거리가 되는 일은 있지만.

굶주림에서 벗어나 보겠다는 간절한 소망을 우리는 합심하여 이루었습니다. 겨울이면 연탄가스로 많은 사람이 사망하던 일들은 이제 보기 어렵습니다. 자동차 1,000만 대를 넘어 차가 없는 가정도 찾아보기 어렵습니다. 평균수명도 늘었고 의료보험도 정착되었습니다. 그런데 우리는 얼마나 행복한가요?

가진 것이 많아질수록 잃는 것도 많아집니다. 돈을 좇느라 정을 잃고 이웃이 누구인지도 모르고 자기만 아는 사람이 되어갑니다. 사람의 가치나 도리보다 돈이 중한 세상이 되었습니다. 노인이 버스를 타도 청소년들은 자리를 양보하지 않고 스마트폰을 들여다보고 있습니다. 양보하는 사람은 중년층의 사람들입니다. 돈을 걸고 게임을 해서 패자를 죽인다는 해괴한 발상의 "오징어게임"이란 드라마가 세계적 인기를 얻고 킬러, 연쇄살인, 아동학대 같은 극악무도한 단어가 익숙해지고 있습니다. 서로의 무관심 속에서 이제 살기 힘든 사람은 더 많아지고, 더 힘들게 되어 갑니다. 반면 부자들도 더 외로워지고 가족도 원수가 되고 죽고 나면 자녀들은 법정에서 만나게 됩니다.

호텔에서 만난 musician을 그리워하며

필리핀의 어느 호텔에서 생긴 일화

짧은 출장 기간 중이었습니다. 한적한 호텔에 숙소를 정하였는데 로비 구석에 피아노가 한 대 놓여져 있었습니다. 그냥 장식인가 생각하고 숙소로 올라가던 중 근처의 소파에서 젊은 여성과 중년 남성이 악보를 정리하고 있는 것을 보았습니다. 옆에는 색소폰 가방 크기의 검은 가방이 놓여 있었고. 어림짐작으로 음악하는 분이 투숙하였나보다 생각했습니다.

다음 날 저녁에 또 그 사람들을 보았고 직원들에게 물어보았더니 저녁 9시부터 11시까지 매일 연주하는 분들이라고 하였습니다. 시간 맞춰서 우리 일행 6명은 소파에 자리를 잡고 바에서 음료를 시키고 기다렸습니다.

연주는 여성이 피아노를 몇 곡 치면서 시작되었고 남성이 예의 케이스에서 바이올린을 꺼내서 협주하고 노래를 불렀습니다. 귀에 익숙한 멜로디와 음악들이 흘러나왔습니다. "Speak softly love, old oak tree, Diana……." 우리 일행들이 가볍게 따라 부르기 시작했고 가벼운 박수로 장단을 맞추고, 앉아서 몸을 흔들었습니다. 그리고 주스 두 잔을 시켜서 그들에게 보내고, 그들은 한국어로 "감사합니다~"라고 답례하였습니다. 한 곡이 끝날 때마다 힘찬 박수를 보내주었고 그들도 신이 나서 연주하고 노래 불렀습니다. 시간이 다 되었지만 다른 관객은 아무도 없었고 우리 일행 중 한 사람이 "My way"를 요청하였고 남자는 돋보기안경을 고쳐 쓰고 악보를 찾아내서 열정적인 연주와 가창력을 보내 주었습니다. 마지막 소절을 남기고, 우리를 바라보면서

"Everybody, sing along"이라고 외치고 우리도 마음껏 합창하였습니다. "I did it my way~" 그도 피아노를 멈추고 우리 앞으로 뛰어나와서 양손을 벌리고 "My way~~~~~" 우리는 서로 악수하고 대화를 주고받았습니다. 이야기 끝에 자기는 어느 음대 교수로서 함께 한 여성은 제자라고 하였고 자기 제자는 모두 예쁜 여성이라고 농담하면서 오늘 연주에 관중으로 참여해 주어서 정말 고맙다고 이야기하였고, 내일 밤 연주에서 같이 합주나 합창을 제의하였습니다. 아쉽게도 다음 날 아침 우리는 떠나야 했고 기약 없는 만남을 약속했습니다. 그는 무척 아쉬운 듯 우리 모두에게 얇은 주석으로 만든 책갈피를 선물하였습니다. 그날 그는 우리들만을 위해 연주한 셈이 되었고 우리는 그만을 위해 격려를 보내 주었습니다. 간혹 그가 보고 싶습니다.

거리의 악사를 대할 때

'호텔에서 만난 musician'의 연장입니다.

악기 연주를 취미로 하는 사람들은 공통된 고민이 있지요. 바로 연습할 장소 문제입니다. 우선 집이나 아파트에서는 곤란합니다. 방음장치를 하지 않은 이상 저녁 9시 넘으면 불지 않아야 합니다. 어디서 불든지 싫어하는 사람은 있게 마련입니다. 소리가 큰 색소폰은 더 문제가 큽니다. 전문 연습장이 갖추어진 동호회에 들어야 합니다. 심지어 지하 주차장이나 고속도로 휴게소에서 차 문을 닫고 연습하는 사람도 있다고 들었습니다. 나는 다행히 집 근처에 넓은 평화공원이 있고 그 주위에 주택이 없고, 학교들이 있어 학생들이 없는 오후나 휴일에 연습하기 좋습니다. 특히 분수대도 있어서 그 자체의 소음도 상당하기에 부담 없이 팬플룻이나 오카리나를 불 수 있어 좋습니다. 때로는 해수욕장 백사장에서 불다가 몇 년 만에 친구를 만난 일도 있습니다.

그저께 평화공원에서 토요일 아침 9시부터 2시간 불다가 소리에 이끌려 사진 찍는 분(취미로 하시는 듯) 두 분이 오셔서 잠시 환담하였습니다. 짬짬이 오카리나도 불었습니다. 한 번 배워 보시라고 권유하고 우리 동호회도 가르쳐 주었습니다. 카페에 들어와서 사진 올릴 수 있느냐고 묻던데 아마도 회원자격이 안 되어 안될 것 같습니다. 혹시라도 메일로 보내 주면 올리겠습니다.

공원에서 불고 있으면 듣는 사람들의 반응이 나이와 성별에 따라 다양하게 나타나는 것을 알 수가 있지요. 대부분 아에 아무 소리도 안 들리는 것처럼 무시하고 지나가십니다. 특히 청년이나 중년 성인들이 그렇고 간혹 노년층에서는 악기가 뭔지 묻기도 하고 느낌을 이야기하기도 합니다. 어린애들은 부모를 따라가다가 일단 멈춥니다. 관심은 보이지만 수줍은 탓으로 묻지는 않지요. 웃기는 것은 가끔 강아지들이 걸음을 멈추고 앉아서 듣는 개들이 있다는 겁니다. 보통 주인은 줄을 당기죠. 이럴 때는 좀 황당해집니다. 내 수준이 강아지 수준이란 말인가? ㅜ.ㅠ 아니면 사람이 개만도 못한가??

음악을 즐기는 사람이라면 당연히 멈춰서 잘하면 감탄으로, 못하면 격려의 박수를 처주는 것이 좋을 것 같은데 이제까지 박수를 받아 본 일은 한두 번밖에 기억이 없네요. 아니면 나의 연주 실력이 형편없든지. 아직 우리나라 사람들이 감정을 드러내는 것이 미숙한 것 같습니다. 좋은 느낌은 드러낼수록 좋지 않을까요. 외국에서는 거리의 악사도 많고 모자에 동전도 많이 들었더만. 어느 나라에서는 국가에서 오디션을 보고 연주 자격을 주고 연주 장소도 정해 주고 일정기간이 지나면 갱신해야 한다는 말을 들었습니다. 역시 작은 부분까지 연주자와 청중을 모두 배려하고 있다는 것이지요. 그런 점이 문화적으로 선진국이라 생각합니다. 언젠가는 우리나라도 여력이 미치면 그렇게 되리라고 봅니다.

돈과 시간이 없다구요?

돈과 시간이 없어 하고 싶은 일은 못 한다고 합니다. 많은 사람이 이 두 가지를 가지기 위해서 현재를 힘들게 살아간다고 합니다.

그러나 시각을 바꾸어서 돈과 시간이 충분하다면 정말 하고 싶은 것이 무엇이냐고 물어보았을 때 제대로 뚜렷하게 대답하는 사람들은 많지 않았습니다. 대부분 대답은 좀 생각하고 나오는데 "여행하고 싶다."는 사람이 많았지만 막상 언제쯤 어디로 누구와 어느 계절에 하고 싶어 하느냐고 물으면 "아무 곳이나 그냥 떠나고 싶다."는 정도였습니다. 현실에 대한 막연한 불만이 도피하고 싶다는 생각으로 나타난 것 같습니다. 독서나 피아노를 배우고 싶다고 금방 대답한 사람은 드물었습니다.

필자의 의과대학 시절, 한 후배 여학생이 있었습니다. 소설을 쓰고 시나리오를 쓰고 멋지게 먹고 마시고 피웠습니다. 실제로 MBC 방송의 시나리오 공모에 당선되어 몇 백만원의 고료도 받았고 드라마로 제작되기도 했습니다. 당연히 낙제하였습니다. "의과대학 공부는 내가 마음만 먹으면 언제든지 할 수 있다. 지금은 잠시 외도하는 것뿐이야."고 하였지만 필자는 그녀가 의사가 되기는 힘들 것으로 생각했습니다. 오늘 하지 못하는 일을 내일이 되면 할 수 있다는 것은 말이 안 된다고 생각합니다. 세 번 낙제하면 제적되므로 그녀는 두 번 낙제 후에 휴학하였고 그 후의 소식은 듣지 못했습니다. 지금 의사가 되어 있을지도 모르겠습니다.

이런 생쥐 실험이 있었습니다. 먹이를 흙바닥에 묻어 두면 배가 고파진 생쥐는 정신없이 먹이를 찾다가 마침내 바닥에 숨겨둔 먹이를 파서 찾아 먹도록 했습니다. 몇 달간 그렇게 만들고 나서 먹이통에 먹이를 충분히 주었습니다. 문제는 먹이를 먹고 나서도 배가 부른데도 바닥을 파헤치더라는 것입니다.

돈과 시간을 수단으로 생각하다가 자신도 모르게 목적으로 변질되는 경우가 있습니다. 수단인 돈과 시간에 강박적으로 매달리다 애초의 목적을 잊어버리는 것입니다. 내가 의사로서 환자의 치유에 삶의 목적을 두었다가 생활 수단으로 변질되면 지금 하는 일이 재미없어집니다.

정말 자신의 원하는 일을 찾아서 지금 합시다.

북해도 소감

얼마 전에 만든 오카리나에 다음 글귀를 새겼습니다. "돌이켜 보면 언제나 남는 것은 사랑, 그리움, 아쉬움 그리고 못난 내 모습"

그 글은 내 인생의 요약이고 북해도의 소감도 그러합니다.

겨울에 무슨 대수로운 관광이 있을까 하고 기대하지 않았지만 배운 바가 큽니다.

요약하면 깨끗하다, 크다, 사람들이 아름답다

면적이 남한 크기와 비슷한데 500만 명 정도가 모여 살고 그나마 150만 명이 삿뽀로에 모여 살다 보니 아직 손 타지 않은 자연이 아름답습니다. 첫 날은 삿뽀로에서 보냈습니다. 맑은 공기가 너무 좋고, "눈 축제-유끼 마쯔리"를 준비하는 사람들의 손과 마음이 아름답습니다. 제각기 맡은 구역에서 자신들이 상상한 눈 조각을 웃고 즐기면서 만들어 나가는 모습들이 그네들의 성실과 마음의 여유를 느끼게 해줍니다. 나도 뛰어들고 싶을 만큼 부럽습니다. 자정이 되어 사람들이 들어가고 가로등 불빛에 눈 조각들이 말을 건네기 시작합니다.

둘째 날은 오래된 항구도시, 오타로에서 더 이상 사용되지 않는 짧은 운하 구경과 과거의 항구의 정취를 느껴 보았고 오르골 박물관에서 기념품을 사고 점심을 먹었습니다. 저녁은 도야 호수 주변에서 온천욕을 즐기고 셋째 날도 "에도시대를 모방한 민속촌"에서 아이들이 좋아할 만한 요괴, 고양이 사찰, 기생 쇼, 닌자 쇼를 보고 "노보리베쯔" 온천에서 숙박하고 다음 날 돌아오는 짧은 일정이었습니다.

특기할 것은 담장이 없는 집들이 대부분이고 낮은 건물에 넓은 경작지로 미국의 일부를 보는 느낌이 들었습니다. 무공해 자연을 살려 일본의 농축산업 기지로 활용되고 있고 풍성한 해산물도 맛있었습니다. 올겨울이 따뜻하기는 이곳도 마찬가지라서 눈 축제가 염려스러울 정도였습니다. 오래되지 않아 인간이 만든 재앙이 우리를 덮칠 것입니다. 이곳에도 북미 인디언들의 고난의 역사처럼 원래의 주인이던 아이누족 사람들이 북해도 개척 과정에서 무차별로 학살되었고 이제는 2-3만에 불과한 사람들이 보존 지역에 있다고 합니다. 힘의 논리는 예외가 없습니다.

한국에 돌아오면 못난 내 모습이 보입니다. 이 좁은 땅에서 남이 잘되는 것을 못 보고 험담하고 끌어내리고, 텔레비전에서는 엿보기나 쥐잡기(희생양 만들기)놀이가 유행이고 노조는 파업 중입니다. 우리의 자존심은 어디에 있을까요?

아들 군대 보내기, 남과 여

며칠 전 아들을 군대 보냈습니다. 집에서 한두 달간 매일 친구들과 어울리고 빈둥대다가 가기 싫다면서 할 수 없이 가는 것이 군대입니다. 마지막 하루는 종일 전화를 주고받고 주소 받아 적고 컴퓨터 켜고 채팅하느라 바빴습니다. 곧 핸드폰도 정지될 테니 연락할 곳도 많겠지요.

며칠 전 대화 한 토막

"군대 가는 날 휴가 내세요, 아들 태워 줘야지요."
"뭐라고! 그냥 열차 타고 가면 안 되나?"
"(아들) 다른 애들도 다 아빠가 태워 준다던 데요"
"너 입영열차라는 노래도 못 들어 봤냐? 그냥 역에서 헤어지는 거야. 아빠도 그랬다."
"그때는 그때고 지금은 시대가 바뀌었잖아요"

할 수 없이 하루를 휴가 내고 환자들 약속을 바꾸고 결국 훈련소 안까지 따라 들어갔습니다. 내심 불만이 많습니다. 부모, 친지들과 입영대상자들이 훈련소 안에서 무질서한 모습을 보이고 있습니다. 잔디에 들어가고 담배 피워 대고 침 뱉고……. 한쪽에서는 군악대가 연주하고 노래자랑도 하고 있었습니다. 뻔한 대화들이 오고 가고 있습니다.

연병장에서 입영행사가 시작되었습니다. 천 명이 넘는 입영대상자들은 연병장에 줄 맞춰 서 있고 그보다 몇 배가 되는 환송객들이 스탠드에 모여 서 있습니다. 국기에 대한 경례…… 부모님께 경례…… 등등 식이 진행되고 무료해서 한 마디.

"이제 그만 갑시다. 있어도 더 볼일도 없고."
"당신은 저 밖에 나가 있어요."

식이 끝나고 입영자들이 운동장을 한 바퀴 돌고 나갔습니다. 그때 아들과 눈을 맞췄다나.
집에 돌아오는 길에 차 안에서.

"당신은 어떻게 그럴 수 있어요! 아들딸과 정 나누고 살아야지!"
"군대 혼자가는 것도 아닌데, 작별 좀 일찍 하면 안 되나?"
"그런데 안 따라가면 어디를 따라 간단 말이에요? 부모가 되어서 그 정도도 못하고!"
"뭐 군대가 죽으러 가는 것도 아닌데."
"뭐라구요?" (이하 생략)
결국 집에 도착해서도 차에서 따로 내리고 아파트도 따로 들어가게 되었습니다.

의사가 눈물을 참을 수 없을 때

　소피아 로렌이 주연한 『해바라기』라는 영화가 있었습니다. 어린 시절 라디오 연속극에서 어머님을 따라 듣던 『남과 북』의 유럽 판이라 보면 됩니다. 두 영화 모두 추천할 만합니다. 전쟁에 나갔다가 돌아오지 않는 남편을 물어물어 겨우 찾아온 아내가 새로운 가족을 보고 눈물을 감추며 돌아가면서 우는 장면에서 대부분의 관객이 눈물을 흘렸습니다. 아이러니하게도 내가 눈물을 참을 수 없었던 것은 중간 부분에서 군대가 눈밭을 걸어서 퇴각하는 장면이었습니다. 극한의 상태가 지속되면서 전우애도 없어지고, 모든 인간성도 없어지고 그저 걷다가 하나 둘 쓰러져서 죽어가는 병사들을 보고 원치 않는 전쟁에 휘말려서 비참하게 스러지는 억울한 젊은이들이 안쓰럽고 인간 본연의 운명을 보아서 흐느껴 울었지만 그 장면에서 우는 사람은 나 밖에 없었습니다. 아내와 나는 서로 이상하게 생각했지요.

　의사가 되고 많은 죽음을 경험하면서 냉정해지고 둔감해질 것 같은데 영 눈물을 참을 수 없는 경우가 있습니다. 꽃다운 청춘의 죽음이 가장 힘듭니다. 특히 누구도 원치 않는 군대에서 갑자기 사망한 경우는 더 걷잡을 수 없었습니다. 30년 고락을 같이 한 외과선배의 갑작스런 죽음도 그렇습니다.

　17세 고교생이 질병으로 중환자실에서 치료하다가 죽음이 가까워져서 부모에게 마지막임을 알렸을 때, 그 아버지가 울면서 아들을 어루만지면서 "야, 이자식아 네가 내 원수다."라고 반복할 때 같이 울었습니다.

군의관 시절, 병사 6명이 작업 나갔다가 교통사고로 4명이 죽은 사건이 있었습니다. 영결식에서 한참을 울었습니다. 아마도 좀 이상한 군의관으로 기억되겠지요.

정형외과 전문의로 군 복무하던 동기가 겨울에 휴가 복귀하고 연탄보일러 쓰는 군대아파트서 연탄가스 중독으로 부부와 아이가 모두 사망했을 때 너무 애통해서 장례식에서 종일 울었습니다. 남들이 달랠 정도로.

박창식이란 분도 잊을 수 없습니다. 당시 34세로 컬럼비아대 박사(?)였고, 부인은 부산대 약대교수로 참 아름다운 부부였습니다. 남편이 미국에서 대장암 수술을 받았고 재발되어 고신대병원에서 항암치료를 받았지만 결국 효과가 없었습니다. 미국에서 담당의사가 재발되면 장루수술이 필요할 수 있다는 말을 들었다면서 장루수술이라도 안 되겠냐고 물었을 때, 다발성 간전이와 복막파종으로 여러 곳에 암이 있어서 장루가 도움이 안 된다고 판단하였습니다. 혹시 인공수정을 해서 임신을 하고 싶다는 부탁을 당시는 인공수정이 흔하지 않았고 전공이 아니라는 이유로 한발 물러섰습니다. 임종의 순간 소리없이 흐느끼며 부인이 흘리던 빗물 같은 눈물을 잊을 수 없습니다.

이충한 선배는 1982년 고신대에 같이 입사했습니다. 선배는 외과전공의 1년차로 나는 인턴으로, 후일 외과를 하면서 선배의 불 같은 성격으로 인해 무수히 많은 마찰을 빚었지만 힘들 때는 같이 헤쳐 나가고, 즐기고, 격려해 왔습니다. 어느 날 각자의 외래에서 위장약을 빨다가 둘이 눈이 마주쳐 빙긋이 웃음을 주고 받았습니다. "너도 위장이 안 좋구나, 외과의사의 고질병이지"라는 의미였지요. 선배가 겨울 등산에서 사고로 사망하였을 때 조사를 내가 하였습니다. 조사 도중 꿈에도 생각지 않게 눈물이 터져 나왔습니다. 30년 세월과 미운 정이 더 무서운 것임을 알게 되었습니다.

공짜로 예쁜 여성이 되는 방법

- '예쁜 여성'이라는 말도 성희롱이 될까요?

요즈음 가장 쉽게 돈 버는 방법이 청소년과 여성을 대상으로 하는 서비스업이라고 합니다. 약간은 유치한 내용의 영화가 그렇고, 다이어트나 쌍꺼풀, 코, 유방 성형 수술 열풍이 그렇습니다. 미용사가 헤어 디자이너로 이름이 바뀌고 한번 커트에 몇만 원, 파마에 몇십만 원이 들어도 손님이 넘쳐납니다. 의사들 중에서도 성형외과나 피부과가 인기 있고, 생명을 다루는 소위 메이저 과목의 의사들은 모든 진료가 보험의 강제 적용을 받기 때문에 돈 못 벌고, 환자가 잘못될 위험성 높고, 자기 시간 가지기 힘들어 당연히 인기가 없고 특히 수련과정이 힘들고 돈도 못 버는 외과의사는 이제 지원자 구하기도 어렵게 되었습니다. 20년전에는 상상할 수 없는 일이었습니다. 의사라면 당연히 환자의 생명을 구하는 것이 제일로 생각되었던 시절이었고 나도 경쟁해서 외과를 할 수 있었습니다.

이런 변화는 우리나라의 경제적인 성장이 그 원인이라고 생각됩니다. 단순히 의식주의 해결이 무엇보다 절실하던 시절에서 벗어나 그럴듯한 외양까지 찾게 된 것입니다. 무엇이든지 먹는 것이면 본질적으로 똑같고 쌀 한 톨도 그 만든 농부에게 감사를 느끼고 소중히 여기던 나의 아버지와 같은 기성세대와 배고픔을 모르고 자라나 음식도 맛과 멋, 색깔을 따지고 한 끼에 몇만 원짜리 식사를 아무 느낌 없이 하고 함부로 버리기까지 하는 내 아들 세대의 괴리는 커져만 갑니다. 본질에서 외형으로 변화, 문화도 무거운 주제보다는 그저 재미있으면 그만인 것으로 흘러가고 있습니다. 언제부터인지 TV 드라마는 불륜 삼각

관계에 반드시 푼수가 등장하게 되었고, 아이들이 아빠에게 반말로 막말을 해대는 것이 정상이고 나처럼 존대어를 가르치는 사람이 이상한 사람이 되고 있습니다. "사귀는 사람이 바람피운 것은 참을 수 있지만 돈 없는 것은 못 참고, 돈이 없어도 참을 수 있지만 못생긴 것은 못 참는다"는 우스갯소리가 있습니다. 내면에서 풍기는 인간미보다는 외모가 더 중요시되고 있는 세태의 반영입니다. 깊이 생각해보면 정말 비참한 일인데 더 비참한 것은 비참하게 생각하는 사람들이 참으로 드물다는 사실입니다.

의사라는 직업은 인간과의 교류가 필연적이고 많은 여성을 접하는 편입니다. 환자들도 그렇고 마누라보다 더 오랜 시간을 보내는 병동과 수술실의 간호사들만 수십 명은 될 것입니다. 여의사들이나 간호사들이라고 해도 역시 요즘 여성인지라 외모에 목매다는 풍조는 예외가 아니므로 어느 날 갑자기 얼굴이 달라져 보이는 여성들이 점차 늘어나고 이제는 쌍꺼풀 아닌 여성을 다시 쳐다볼 정도가 되었습니다. 내게도 문제가 있는데, 잠깐 봐도 쌍꺼풀 수술한 흔적이 눈에 확 들어오니까 직업의식이란 어쩔 수 없나 봅니다. 신체에 칼을 댈 정도로 자신의 외모에 열등의식을 가진 여성이 이렇게도 많은지 정말 안타까운 생각이 들었습니다. 이러다 한국 여성 전체가 쌍꺼풀이 되는 건 아닐까요? 그렇게라도 이쁘게 보이고 싶을까요? 예뻐지는 방법은 너무나도 간단한데……. 병 속의 새를 꺼내기만 하면 되는데…….

첫 번째 가장 중요한 비결은 당당함에 있습니다. 나는 원래가 예뻐서 더 이상 손볼 것이 없다고 철석같이 믿고 행동하면 용하게 다른 사람들도 그렇게 따라 믿게 되어 있습니다. 자신조차도 자신을 존경하지도 않고 사랑하지도 않아서 성형수술까지 해서 남에게 맞추려는 사람은 다른 사람들이 용하게 알아차리고 사랑하지도 존경하지도 않을 것입니다. 자신을 남에 맞출 것이 아니라 남을 자신에 맞추는 것입니다. 아니 꼭 맞춰야 할 필요도 없습니다. 나는 나인 것입니다. 나에게는 나의 빛깔과 향기가 있는 것입니다. 그리고 그것을 알아주는 사람이 참으로 소중한 것이지, 수많은 사람의 적당한 관심이 중요한 것은 아닙니다. 엘리자베스 여왕의 일화 중에 키에 대한 것이 있었습니다. 여왕은 키가 큰 편이었던 것 같습니다. 대체로 작은 사람들에 싸여 있는데 어떤 귀족부인이 '○○부인은 폐하보다 몇 인치나 크답니다.'는 말에 '그러면 그녀는 너무 크군.'라고 응수하였습니다. 환자나 보호자 중에 간혹 미안스러운 부탁을 하는 일이 있는데 뻔히 보이는 거짓말을 하는 것보다는 솔직하게 말해주는 편이 당당한 태도일 것입니다. 물론 나는 거짓말도 충분히 이해하지만 솔직함이 더 편합니다. 30대 직장암 환자가 있었는데 "어쩌겠습니까? 젊은 사람 한번 살려 주십시요."라는 말을 면담할 때마다 습관처럼 달고 다녔는데 슬며시 짜증이 치밀 때가 많았습니다. 왜 귀한 자신을 비하하는 걸까요.

　두 번째 비결은 가장 예쁜 얼굴을 만드는 것입니다. 물론 성형 수술 하라는 말이 아닙니다. 가장 예쁜 얼굴은 손에진 얼굴도 아니고 클레오파트라 얼굴도 아닙니다. 바로 웃는 얼굴입니다. 나는 정말 예쁜 간호사를 기억합니다. 물론 외형을 의미하는 것이 아닙니다. 언제나 친절하고, 잔잔한 웃음을 띤 환한 얼굴로 사람을 대하고 화내는 모습을 상상하기 어려운 간호사가 있었습니다. 좋은 말로 우량아 스타일의 체격에 그저 그런 얼굴이었지만 그 눈에서 편안함과 여유를 느끼게 만들고 훈훈함이 후광처럼 방사되는 매력적인 미소의 소유자였습니다. 수술 사이의 자투리 시간에 격의 없는 대화 중에 누가 제일 예쁘냐는 말이 나왔고 필자는 문득 그 간호사를 지적했고, 듣는 사람들도 동조하였습니다. 그녀의 웃음에는 생기가 있고 건강이 있고 친절과 자부심이 묻어나서 존경할 수밖에 없습니다.

세 번째 비결은 열심히 사는 것입니다. 자신이 사랑하는 일을 발견하고 몰입해 있는 모습은 누구도 무시하지 못하고 부럽게 생각할 것입니다. 특히 그 일이 자신과 남을 행복하게 해주는 것이라면 정말 좋습니다. 그런 사람의 눈은 열정과 호기심으로 빛나고 보는 사람까지 활력을 불러일으킵니다. 에리히 프롬의 책에서 지적한 것처럼 현대인은 소외된다는 불안감을 견디지 못해, 유행을 따른다고 하였습니다. 그런 현실에서 벗어나 자신의 내면에 들어가 자신이 진정으로 사랑하는 것을 발견해내고 그것을 즐기고 자신을 새롭게 하려고 노력하는 모습은 정말 아름답습니다. 열심히 몰두하고 잠깐 달콤한 휴식을 취할 때 콧등에 송글송글 맺힌 땀방울은 정말 소중합니다. 행복은 내 주위에 널려 있지만 찾아내는 사람만이 누릴 수 있는 것입니다.

눈 맞춤이 무서운 세상

개와 고양이를 키우는 이웃의 이야기

필자는 사실 아파트에서 반려동물을 키우는 것을 좋아하지는 않습니다. 특히 베란다에서 짖어 대거나 엘리베이터에서 주인이 안고 있어도 나를 보면서 이빨을 드러내고 위협하는 놈들을 보면 한 대 쥐어 박고 싶은 생각도 듭니다. 역시 단독 주택에서 키우는 것이 좋다고 생각하고 개는 개답게 키워야 한다고 생각합니다. 아파트에서 키운다면 이웃에 방해가 되지 않도록 한다면 상관없지만, 윗집 아이도 콩닥거리는데 어디 동물이 마음대로 되겠는가 하고 참고 지낼 수밖에 없습니다. 동물도 정을 주면 보답할 줄 아는지라 주인과 반려동물의 사이는 제삼자의 생각과는 달리 가족으로 여기는 것을 이해하기 때문입니다. 그런 의미에서 2가지 일화를 소개합니다.

어느 늙은 개의 임종

초등학교 아이가 있는 주부가 20여 년을 같이 한 개(사람으로 치면 100수쯤 될까)가 죽은 날 많이 울었습니다. 개는 아이가 태어나기 전부터 있었고 아이들과 같이 지내 왔습니다. 개도 사람 하는 것을 다 하는 것도 알게 되었습니다. 하품하고 설사, 구토, 소화 불량, 지겨워 하고 시기 질투도 하고……. 너무 늙어 점차 힘이 달리는 것을 안쓰럽게 느껴왔는데 어느날 아침 일어난 개가 아이가 잠든 모습을 빤히 보다가 등교할 때까지 유달리 눈을 맞추고 있어 이상하게 여겼더니 아이가 등교한 후에 자기 집으로 들어가서 조용히 죽었다고 합니다. 너무 슬퍼서 걷잡을 수 없는 눈물이 흘렀고 하얀 천으로 개를 싸서 근처 산에 가서 묻고 또 울었답니다.

고양이 키우게 된 친구

 평소 고양이를 몹시 싫어하는 혼자 사는 친구가 있었습니다. 어느 비 오는 날 애처로운 울음소리가 들려 나가 보니 문 앞에 새끼 고양이 한 마리가 비를 맞으며 빤히 눈을 맞추는데 차마 그냥 갈 수가 없었습니다. 해서 문을 열고 우유를 부어 주었더니 다 먹고 나갔는데 다음날 또 그 자리에서 울고 있어서 또 먹을 걸 주게 되었고 결국 집에서 키우게 되었다고 합니다. 정을 주고 보니 고양이가 그렇게 귀여울 수가 없더라는 것입니다. 자신을 깨끗이 하고 맛있는 것을 주어도 일단 "흥 그까짓 것!"하고 무시하는 척하다가 슬며시 먹는 것 하며 귀족처럼 자존심을 내세우는 것이 그렇게 귀엽다나. 이 친구는 저녁 모임에 가서도 고양이가 기다린다면서 일찍 들어가는 팔불출이 되었습니다.

 사람이든 짐승이든 눈을 맞추고 마음을 열면 정을 주고받게 되고 친구나 가족이 되는가 봅니다.

 그런데 사람 간에는 곤란하겠습니다. 필자는 아직 아파트 이웃이 누구인지 몇 호에 사는지 정확히 모릅니다. 눈을 맞춰 보다가 기분 나쁘면 성희롱이라는 희한한 법 때문에 진심으로 눈을 맞춰 본 적이 없기 때문입니다. 신입 간호사들도 얼굴을 안 보니 이름도 모르고 존칭어만 쓰니까 친밀하지도 않고 생판 모르는 타인이 됩니다.

 대신 개나 고양이를 키우는 사람이 기하급수적으로 늘어갑니다. 눈도 마음껏 맞추고 쓰담쓰담도 하고 때로는 비속어로 부르기도 할 수 있어서 그런 것이 아닐까요? 사람에게서 외로움을 해결하지 못하고 동물이 더 친밀하게 된 희한한 세상에 살고 있습니다. 동물 수술비가 사람보다 비싸고 옷이나 장신구도 그렇고…….

윈드서핑 중에

바람과 파도에 몸을 맡긴다. 거스를 수 없는 힘 앞에 나는 오히려 자유를 느낀다.

나는 가고 싶은 곳으로 자유롭게 떠다닌다. 꽃이 되고 나비가 되고 바람이 된다.

발밑에서 파도가 나를 밀어 올리고, 나는 그들을 가른다.

아파트가 성냥갑처럼 보이고 공해도 소음도 없다.

소리 질러도 아무도 모른다. 빤히 보이는 것들은 이제 그림일 뿐이다.

마음껏 외쳐본다. 첫사랑도, 흘러간 팝도 내 마음이 가는 대로.

더우면 잠시 물속에 들어가면 그뿐.

쉬고 싶으면 뱃전에 앉거나 눕거나.

나는 혼자다. 지칠 때면 때로 죽음이 두렵다.

돌아올 힘을 남겨두는 것도 나의 의지이고 책임이다.

괴로운 밀어내기 한 판 (분변 감입증)

증례 1 (엽기적)

50대 남자가 항문에 작은 부엌칼을 자루(20 cm 길이)까지 집어넣었다가 빠지지 않아서 응급실로 내원했습니다. 칼은 그가 변형시킨 것으로 날을 무디게 하고 끝부분의 날을 병따개 모양으로 파낸 것(타원형 notch)이었습니다. 간혹 항문을 쑤셨는데 그날은 직장의 어느 부위에 따개의 위 이빨이 박혀버려서 아무리 애를 써도 나오지 않고 점점 들어가서 결국 나무로 된 자루만 5 m 정도 보이게 되어 병원에 온 것입니다.

다른 교수가 10분간 아무리 당겨도 빠지지 않아서 결국 수술해야 하나 고민하고 필자에게 한 번 봐 달라고 했습니다. 필자는 10초 만에 뽑아냈고 그 환자는 퇴원하였습니다. (방법은 끝에 있으니 독자들도 생각해보자) 환자를 보내고 토론이 벌어졌습니다. 왜 환자가 상습적으로 그런 일을 했을까요? 여러 가지 의견 중 어느 교수는 정신적 문제가 있는 변태라고 주장했고, 필자는 변비의 고통이 그 원인이라 추정했습니다.

증례 2 (전형적)

전형적인 분변 감입증은 쩔쩔매는 얼굴만 봐도 알 수 있습니다. 노인, 남자가 많고 방귀나 물 변이 새어 나오는데, 정작 뭉친 변을 밀어내지 못하고 화장실을 들락거리다 지쳐서 병원으로 옵니다.

1주에 몇 번 대변을 보는지, 마지막 변을 언제 봤는지 물어보면 단서가 됩니다.

의사는 환자를 옆으로 눕히고 장갑 낀 손가락을 환자의 항문에 넣어

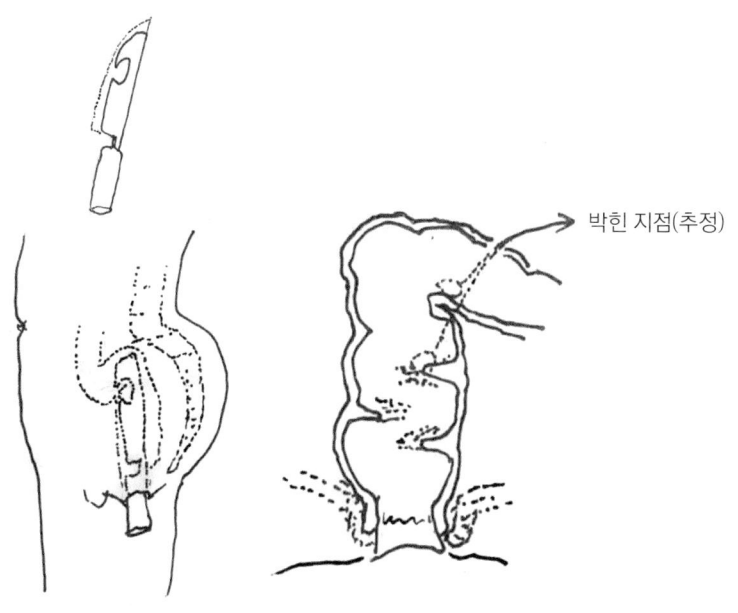

박힌 지점(추정)

봅니다. 크게 뭉친 굳은 변 덩이가 만져지면 바로 손가락으로 분쇄시켜 파내 줍니다. 일부만 파내고 누운 채 힘을 줘보라고 하면 변이 밀려 나옵니다. 화장실로 보내면 배변 후 환자가 살았다는 표정으로 다시 의사를 봅니다. 통상 분변이 오렌지 크기 정도면 밀어내지 못합니다.

이는 TV에서 '명의'가 비데의 '쾌변' 기능을 혹평하고 왜 그런 기능이 있는지 모르겠다는 발언을 하였습니다. '쾌변' 기능은 항문과의 닫힌 압력보다 강한 수압으로 물줄기를 쏘아 올려 항문관 내로 물이 들어가서 연해진 변이 쉽게 배변되도록 하는 기능입니다(일종의 관장). 많은 환자들이 과연 '쾌변' 기능을 사용하면 문제가 생기느냐고 묻습니다. 필자는 오히려 권유합니다. 그 교수에게 묻고 싶습니다. 대안을 제시하라고. 분변 감입의 고통을 어떻게 해결하느냐고?

분변 감입의 고통을 해결하는 방법은 보통 손가락으로 분쇄 후 긁어내거나, 관장약(보통 글리세린, 물도 상관없음)을 항문으로 넣어 변을 무르게 한 후 배변시킵니다. '쾌변' 기능은 변기에 앉아서 함으로서 번거로운 관장을 대신할 수 있습니다.

최근 저자는 환자에게 새로운 방법을 배워서 실제로 해보니까 효과가 좋았고 다른 변비 환자에게 소개하였습니다. "항문 주위 누르기" 방법입니다. 회음부는 뒤는 미골, 양옆은 좌골로 막혀 있고 중앙에 항문이 있습니다. 배변을 위해 힘을 줄 때 뼈와 항문 사이를 지그시 여기저기를 눌러 주는 것입니다. (고양이 운동이나 케겔 같은 효과 불명의 운동보다 직접적인 효과가 있습니다.)

변비 환자는 두가지 이유로 변을 밀어내기 어렵습니다. 복압을 주어 변을 밀어내려 해도 회음부가 밀려 내려와서 복압이 대변을 밀어내는 힘을 약화시킵니다. 또 항문과 직장이 직선이 아니고 90도로 꺾여 있어서 변이 뭉쳐서 큰 덩어리가 되기 쉽고, 복압을 주어도 회음부가 볼록해지고 변을 밀어내는 데 사용되지 못합니다. "항문 주위 누르기"는 이 두 가지 원인의 해결에 도움을 줍니다. 복압을 줄 때 누르면 회음부가 밀려 내려오지 못하게 하여 복압이 변을 밀어내는 데 사용되게 하고, 뭉친 구형의 변을 여러 번 눌러 길쭉한 튜브 모양을 만들어 쉽게 배변하게 만듭니다. 첫 변만 나오면 뒤의 변은 좀 연하고 쉽게 배출됩니다. (교과서에 없는 이야기지만 일단 한 번 해보시고 효과가 있으면 닥터 백의 방법이라고 꼭 말하고 알려 주시기 바랍니다.)

증례 1의 해결 방법 박혀 있는 것을 당겨내면 더 박힙니다. 오히려 밀어 올려서 박힌 것을 빼고 축을 따라 180도 회전시켜서(다시 걸리지 않도록) 바로 빼냈습니다. 발상의 전환이 중요합니다.

2부 맺음말

은사님들의 가르침과 과분한 사랑에 감사드립니다.

아무래도 장기려 선생님의 소탈한 인품을 제일 먼저 떠올립니다. 많은 추억과 일반인이 아닌 의사로서 나눌 수 있는 대화들을 기억합니다. 매주 채플이 끝나면 사적인 대화를 나누기도 하였습니다. 언젠가 김일성 충수염을 수술하였는가 물었을 때 소련 군의관이 했고 당신은 참관만 하였다고 말했고, "안빈"의 모델이 당신이냐고 물었을 때, 분명히 아니라고 말씀하셨습니다. 고부갈등에 대한 대처를 물었을 때 성심과 순종으로 대할 뿐이라는 말도 기억에 남아 있습니다. 요즘 왜곡된 일화가 많이 떠도는데 살아 계셨다면 그러지 말라고 바로잡아 주셨을 것입니다.

박영훈 교수님의 깔끔한 수술을 배웠고 서재관 교수님에게서 근치절제술의 개념을 배웠고 인간과 삶에 대한 많은 가르침을 기억합니다. 자녀들에게 소학을 가르치겠다는 말도 기억합니다.

이승도 교수님에게서 합리적인 사고와 수술을 배웠습니다. 연속 봉합의 장점과 적절한 실의 장력을 배웠으며 첫 충수절제술의 지도를 받았습니다. 그리고 신장이식을 배웠으며 환자-의사 관계를 배웠습니다. 지금도 환자를 보시는 철저한 자기관리는 그 자체로 새로운 귀감이 되고 있습니다.

최경현 교수님에게서 섬세한 지혈과 진행된 암에서 광범위 절제술을 계획하고 실행하는 것과 실패할 경우 플랜 B, C까지 대비하는 것을 배웠고, 근육-피판 이식술과 봉합할 때 실의 장력을 최소로 하는 것 (blanching이 올 듯 말 듯)을 배웠습니다.

제가 외과 전문의가 되기까지 은사님들의 지도와 사랑이 넘쳤습니다.

전문의가 된 후 1992년 세부전공으로 대장항문과를 세우는 데는 스승님들의 신뢰와 지원이 큰 힘이 되었습니다. 본인들이 수술할 수 있음에도 저를 믿고 많은 환자를 보내 주셔서 조기에 전문성을 가지게 되었습니다. 감사합니다. 대장항문과를 효시로 이제 고신대 외과는 5분야의 세부전문과로 나뉘게 되었습니다.

마지막 스승님은 환자들입니다. 저는 최선을 다한 수술을 하고 소통하면서 그들은 잘잘못을 피드백해 주십니다. 이 책에 올린 작은 트릭들도 많은 아픔과 사색의 결과물입니다.

후회없는수술

2022년 8월 17일 인쇄
2022년 8월 30일 발행

지은이 | 백승언

임프린트 | 도서출판 대한의학
발행인 | 신은주
책임편집 | 황인애
출판등록 | 2003년 9월 27일 제 25100-2014-000011호
발행처 | ㈜에스앤씨퍼블리싱
주소 | 서울특별시 구로구 디지털로 288 대륭포스트타워1차 1209호
전화 | (02)921-0653
e-mail | medbook2000@daum.net
홈페이지 | www.dhmbook.co.kr

정가 | 15,000원
ISBN | 979-11-5590-230-1   93500

이 책은 저자와의 계약에 의해 ㈜에스앤씨퍼블리싱에서 발행합니다.
이 책의 내용 일부 혹은 전부를 무단으로 복제하는 것은 법적으로 금지되어 있습니다.
도서출판 대한의학은 ㈜에스앤씨퍼블리싱의 의학 전문 임프린트입니다.

인쇄나 제본 과정에서 잘못된 책은 교환해 드립니다.